FACULTÉ DE MÉDECINE & DE PHARMACIE DE LILLE

Année Scolaire
1907-1908

THÈSE

N° 26

POUR

LE DOCTORAT EN MÉDECINE

Présentée et soutenue le Jeudi 30 Avril 1908, à cinq heures

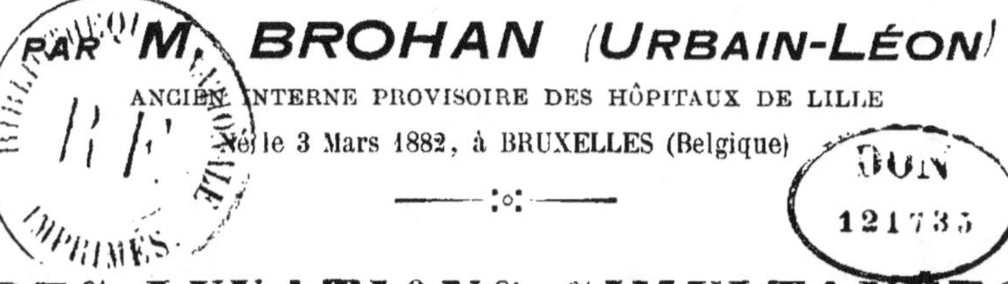

PAR M. BROHAN (URBAIN-LÉON)

ANCIEN INTERNE PROVISOIRE DES HÔPITAUX DE LILLE

Né le 3 Mars 1882, à BRUXELLES (Belgique)

DES LUXATIONS SIMULTANÉES

DES DEUX CLAVICULES

Le Candidat répondra, en outre, aux questions qui lui seront adressées sur les différentes parties de l'Enseignement médical

Président de la Thèse : M. DUBAR

Suffragants : MM. GAUDIER, LAMBRET, LE FORT

Suppléant : M. POTEL

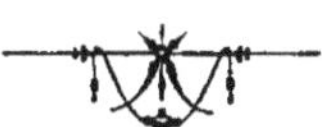

LILLE

IMPRIMERIE G. DUBAR ET Cie. 8, GRANDE-PLACE

— 1908 —

FACULTÉ DE MÉDECINE & DE PHARMACIE DE LILLE

Année Scolaire 1907-1908

THÈSE

No 26

POUR

LE DOCTORAT EN MÉDECINE

Présentée et soutenue le Jeudi 30 Avril 1908, à cinq heures

PAR M. BROHAN (URBAIN-LÉON)

ANCIEN INTERNE PROVISOIRE DES HÔPITAUX DE LILLE

Né le 3 Mars 1882, à BRUXELLES (Belgique)

DES LUXATIONS SIMULTANÉES

DES DEUX CLAVICULES

Le Candidat répondra, en outre, aux questions qui lui seront adressées sur les différentes parties de l'Enseignement médical

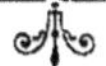

PRÉSIDENT DE LA THÈSE : M. DUBAR

SUFFRAGANTS : MM. GAUDIER, LAMBRET, LE FORT

SUPPLÉANT : M. POTEL

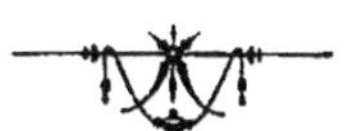

LILLE

IMPRIMERIE G. DUBAR ET Cie. 8, GRANDE-PLACE

— 1908 —

UNIVERSITÉ DE LILLE

FACULTÉ DE MÉDECINE ET DE PHARMACIE

Doyen de la Faculté : M. COMBEMALE (✻, I. Q M).

Clinique médicale :	MM. LEMOINE (I. Q),	professeur.
	COMBEMALE (✻, I. Q, M),	id.
Clinique chirurgicale :	DUBAR (✻, I. Q),	id.
Clinique des maladies cutanées et syphilitiques :	CHARMEIL (I. Q),	id.
Clinique obstétricale :	GAULARD (I. Q),	id.
Clinique ophtalmologique :	BAUDRY (✻, I. Q, ✠),	id.
Pathologie interne et expérimentale :	SURMONT (I. Q),	id.
Pathologie externe et Clinique des maladies des voies urinaires :	CARLIER (I. Q),	id.
Anatomie pathologique et pathologie générale :	CURTIS (I. Q),	id.
Hygiène et Bactériologie :	CALMETTE (O. ✻, I. Q, ✠),	id.
Thérapeutique :	CARRIÈRE (A. Q),	id.
Médecine légale :	PATOIR (A. Q),	id.
Physiologie :	WERTHEIMER (I. Q),	id.
Anatomie :	DEBIERRE (✻, I. Q),	id.
Histologie :	LAGUESSE (I. Q),	id.
Chimie minérale et toxicologie :	LESCŒUR (I. Q),	id.
Chimie organique :	LAMBLING (I. Q),	id.
Physique médicale :	DOUMER (I. Q),	id.
Matière médicale et Botanique :	FOCKEU (I. Q, ♁, ✠),	id.
Pharmacie et pharmacologie :	GÉRARD (Ernest) (A. Q),	id.
Zoologie médicale et pharmaceutique :	VERDUN (A. Q),	id.
Parasitologie :	Th. BARROIS (I. Q, C. ✠),	id.
Accouchements et Hygiène de la première enfance :	OUI (I. Q),	id.
Clinique chirurgicale infantile et orthopédie :	GAUDIER (I. Q),	id.

COURS COMPLÉMENTAIRES

Clinique médicale des enfants et syphilis infantile :	MM. DELÉARDE (A. Q),	chargé du cours.
Médecine opératoire :	LE FORT (A. Q),	chargé du cours.
Maladies du système nerveux :	INGELRANS,	chargé du cours.
Pathologie externe :	POTEL,	chargé d'un cours
Médecine mentale.	RAVIART,	chargé du cours.
Clinique chirurgicale :	LAMBRET (A. Q),	chargé du cours.

Doyen honoraire : M. DE LAPERSONNE (✻, I. Q).

Professeurs honoraires : MM. MONIEZ (✻, I. Q), MORELLE (I. Q).

Agrégés en exercice : MM. BÉDART (I. Q, ✠), LAMBRET (A. Q), GÉRARD (Georges) (A. Q), VALLÉE (A. Q), INGELRANS (A. Q), LE FORT (A. Q), BUÉ (A. Q), RAVIART, BRETON, POTEL, DUBOIS.

Agrégés libres : M. THIBAUT (I. Q, ✠), DELÉARDE (A. Q),

La Faculté a décidé que les opinions émises dans les dissertations qui lui seront présentées doivent être considérées comme propres à leurs auteurs, et qu'elle n'entend y attacher aucune approbation ni improbation. (Décision de la Faculté en date du 28 Février 1878).

A MES PARENTS

Je dédie ce travail, en témoignage de ma profonde affection et de mon éternelle reconnaissance.

A MES SŒURS

A MON BEAU-FRÈRE

A TOUTE MA FAMILLE

A MES AMIS

A mon Président de Thèse

Monsieur le Docteur DUBAR

Professeur de Clinique chirurgicale
Chirurgien de l'Hôpital de la Charité
Membre correspondant de l'Académie de Médecine
et de la Société de Chirurgie
Chevalier de la Légion d'Honneur

A Monsieur le Docteur COMBEMALE

Doyen de la Faculté de Médecine et de Pharmacie de Lille
Professeur de Clinique Médicale
Médecin de l'Hôpital de la Charité
Chevalier de la Légion d'Honneur

A Monsieur le Docteur CARLIER

Professeur de Pathologie externe et de Clinique des voies urinaires
Chirurgien de l'Hôpital Saint-Sauveur
Officier de l'Instruction publique

A Monsieur le Docteur GAUDIER

Professeur de Clinique chirurgicale infantile et d'orthopédie
Officier de l'Instruction publique

A Monsieur le Docteur LAMBRET

Professeur Agrégé
Chargé d'un cours de Clinique chirurgicale
Officier d'Académie

A Monsieur le Docteur LE FORT

Professeur Agrégé
Chargé d'un cours de Médecine opératoire
Officier d'Académie

A TOUS MES MAITRES DE LA FACULTÉ
ET DES HOPITAUX

Avant-Propos

Il nous est infiniment agréable, au moment de quitter la Faculté et les Hôpitaux, de pouvoir, à l'occasion de notre thèse, témoigner à tous nos maîtres nos sentiments de profonde reconnaissance.

Nos remerciements iront tout d'abord à M. le professeur Dubar, qui a bien voulu nous faire l'honneur de nous inspirer notre thèse et de la présider. C'est dans son service que nous avons commencé nos études. Nous n'oublierons jamais les excellentes leçons qu'il nous a données. C'est lui qui nous a appris à examiner un malade avec méthode et précision. C'est à lui que nous devons les connaissances que nous possédons en gynécologie. Qu'il veuille bien agréer ici l'expression de nos respectueux remerciements.

Nous prions M. le professeur Combemale, doyen de la Faculté, de bien vouloir agréer le témoignage de notre vive et respectueuse reconnaissance pour la grande bienveillance qu'il nous a toujours témoignée. D'abord comme externe, plus tard comme interne provisoire, il nous a été donné de suivre, chaque jour, ses instructives leçons cliniques. Jamais nous n'oublierons l'excellence de son enseignement.

M. le professeur Carlier nous a initié, alors que nous étions externe dans son service, à l'art si difficile de traiter les maladies des voies urinaires. Nous le prions de croire à toute notre reconnaissance.

Externe pendant six mois dans le service de notre excellent maître, M. le professeur BAUDRY, nous tenons à le remercier bien sincèrement pour les connaissances si précises que nous possédons en ophtalmologie. Toujours nous nous souviendrons de ses conseils dans notre future pratique médicale.

Que M. le professeur GAUDIER reçoive ici l'expression de notre sincère reconnaissance pour son extrême bienveillance à notre égard.

Pendant les quelques semaines que nous avons passées à la maternité, en qualité d'interne provisoire, M. le professeur agrégé BUÉ nous a familiarisé avec la pratique obstétricale. Nous lui adressons, ainsi qu'à M. le professeur OUI, l'expression de notre plus entière gratitude. Nous devons à ces deux maîtres ce que nous savons en obstétrique.

Nous nous faisons un plaisir de présenter à MM. les professeurs agrégés LAMBRET, LE FORT et POTEL nos remerciements pour les marques de sympathie qu'ils nous ont procurées.

A nos anciens Chefs de Clinique et de Conférences d'internat : MM. les professeurs agrégés INGELRANS et BRETON, MM. les Docteurs DRUCBERT, LEROY, PAUCOT, DEBEYRE et LOOTEN, nous adressons un chaleureux merci pour les multiples conseils qu'ils nous ont toujours donnés avec la plus grande amabilité.

A tous nos camarades d'études, nous donnons l'assurance de notre sincère amitié. Parmi ces camarades, le Docteur TRÉHOUT, du Catelet, fut pour nous un ami sincère. Nous garderons un éternel souvenir de ces années d'études que nous avons passées ensemble. Aujourd'hui, à notre grand regret, les nécessités de la vie nous séparent ; mais ni le temps, ni la distance ne pourront émousser notre amitié.

En dehors de nos compagnons d'études, nous avons trouvé des amis dévoués, toujours prêts à rendre service. C'est vers eux tous, et en particulier, vers notre excellent ami Marcel Régent que va l'assurance de notre sympathie la plus profonde. Les heures que nous avons passées tous ensemble sont de celles dont on aime à se rappeler. Puisse l'avenir nous réunir souvent.

Les familles avec lesquelles nous sommes en relation nous ont toujours reçu de la façon la plus aimable. Qu'elles reçoivent ici nos sincères remerciements. Nous conserverons d'elles un excellent souvenir.

Introduction

Les luxations simultanées des deux clavicules ne sont pas choses communes. Dans la littérature médicale, nous n'avons trouvé que dix-huit cas de luxations de ce genre.

C'est à propos d'un cas qu'il observa dans son service, à l'Hôpital de la Charité, que notre maître, Monsieur le Professeur Dubar, voulut bien attirer notre attention sur cette question et nous engagea à en faire l'objet de notre thèse.

Ce sujet nous parut, en effet, des plus intéressants. Le peu de fréquence des luxations simultanées des deux clavicules nous permettait de faire, dans un travail d'ensemble, une sérieuse étude de la question.

Nous essayerons donc de grouper les connaissances acquises jusqu'à ce jour sur cette affection et de faire de ce travail, surtout et avant tout, un essai de mise au point aussi clair, aussi simple et aussi complet que possible.

Après avoir rappelé dans un premier chapitre les cas connus et publiés de luxations simultanées des deux clavicules, nous nous appliquerons, dans un second chapitre, à bien faire connaître les causes et la pathogénie de ces luxations. Nous nous attarderons à dessein sur la pathogénie et nous nous efforcerons de démontrer combien il est difficile d'expliquer ces luxations par un seul et même mécanisme.

Le troisième chapitre sera consacré à l'étude des lésions que l'on rencontre dans ces sortes de luxations.

Dans le quatrième, réservé à la symptomatologie, nous nous appliquerons, après avoir rappelé les signes ordinaires des luxations claviculaires, à bien faire ressortir les signes particuliers qui caractérisent les luxations simultanées des deux clavicules et, surtout, les signes particuliers qui caractérisent les luxations simultanées des quatre articulations claviculaires, dont l'observation, objet de notre thèse, est un bel exemple.

Nous ne dirons que quelques mots, dans un cinquième chapitre, sur les complications de ces luxations pour insister plus longuement, dans le chapitre suivant, sur le pronostic et signaler les réserves qu'il comporte.

Le diagnostic n'offrant, en général, aucune difficulté, nous ne nous étendrons pas sur ce point et nous chercherons, dans un nouveau chapitre, à établir, grâce aux données de cette étude, un traitement rationnel et pratique des luxations de ce genre.

Nous terminerons, enfin, en formulant brièvement les conclusions que nous ont inspirées nos recherches.

CHAPITRE PREMIER

Historique

Malgré le soin extrême apporté à nos recherches bibliographiques, nous n'avons pu découvrir aucun travail d'ensemble sur les luxations simultanées des deux clavicules. Force nous est donc de faire l'historique de la question en nous contentant de relater les cas qui ont été publiés touchant cette affection.

Le cas le plus ancien que nous ayons trouvé remonte à à 1836. Il est cité par Malgaigne dans la *Gazette Médicale de Paris*. Il s'agit d'un vieillard qui présentait une double luxation sus-acromiale (Obs. III.)

Le second cas date de 1849. Nous l'avons trouvé dans le dictionnaire Dechambre, à l'article « Luxations », article dû à Sedillot et à Gross, qui, eux-mêmes, l'avaient extrait des *Mélanges de Chirurgie*. Il est rapporté par Putégnat, de Lunéville, et a trait à une observation de luxation simultanée volontaire de l'extrémité sternale de chaque clavicule, chez une jeune fille de 17 ans (Obs. II).

Quelques années plus tard, en 1852, Stokes présente à la Société Médicale de Dublin un malade chez lequel on constatait une luxation incomplète de l'extrémité sternale de chaque clavicule. Ce malade, dont l'observation est rapportée dans le *Dublin journal of Medical Science*, atteint de cirrhose du foie accompagnée d'ascite, présentait une dyspnée intense. Bientôt, par suite de l'action puissante des muscles sterno-cleido-mastoïdiens, les articulations sterno-claviculaires se luxèrent incomplètement (Obs. VI).

Puis, vient, en 1857, le cas de Kane se rapportant à une observation de luxation des deux clavicules à leur extrémité sternale avec atteinte sérieuse du poumon par pénétration de la partie supérieure de sternum, accompagnée d'une abondante hémorragie. La guérison fut obtenue.

Nous rencontrons ensuite l'observation que Thomas Bryant cite dans. *A manual for the practice of surgery*. Cette observation publiée dans la thèse de Thamin, de Bordeaux (Contribution à l'étude des luxations de la clavicule, 1887), date de 1865. Il s'agit d'une jeune femme âgée de 20 ans, qui, à la suite d'un traumatisme, pression violente dans une foule, conserva une luxation des deux articulations sterno-claviculaires, luxation telle que, par une légère pression exercée sur les épaules, il était possible d'amener au contact les deux têtes claviculaires. La malade, malgré cette luxation double, se livrait à ses occupations ordinaires (Obs. IV).

Après l'observation de Holden, en 1873, sur une singulière luxation spontanée des clavicules, nous arrivons au cas de Corley, publié dans le *Dublin Journal of Medical Science*. C'est en 1874 que Corley l'observa.

Un enfant de 13 ans, travaillant dans une imprimerie, eut son bras gauche pris entre les deux cylindres d'une presse à imprimer. Outre les lésions habituelles dans de tels traumatismes, le blessé présentait, de ce même côté gauche, une luxation en haut de l'articulation acromio-claviculaire. De l'autre côté, du côté droit, on notait que l'extrémité sternale de la clavicule était luxée en arrière de la poignée du sternum. Corley explique cette seconde luxation en admettant que l'enfant, une fois le bras gauche pris dans l'engrenage, posa, en raidissant le bras, la main droite sur le cylindre comme pour l'écarter, et qu'alors, un choc de ce cylindre se transmit tout le long des os du bras jusqu'à l'épaule, ce qui amena la luxation sterno-claviculaire droite. Malgré la déformation qui persista à la suite de l'accident, le résultat fonctionnel fut, on ne peut plus excellent. Corley dit, en effet, qu'il vit, unjour, le gamin descendre d'une échelle, non par le côté habituel, comment dirions-nous, non par le côté distal de l'échelle par rapport au mur (qu'on veuille bien nous passer l'expression), mais par le côté proximal, c'est-à-dire regardant le mur. (Obs. I).

A la suite de cette intéressante observation, citons celle de Lumniczer, publiée en 1877, ayant trait à un cas de luxation des deux clavicules ; celle de Morse, sur un cas semblable, relatée la même année.

En 1879, Hamilton observe un cas de luxation simultanée de l'extrémité sternale de chaque clavicule. Les deux clavicules étaient luxées en avant et cette double luxation était consécutive à un accident de chemin de fer (Obs. V).

En 1888, paraît l'observation de Kaufmann sur la double luxation des clavicules.

Puis, viennent successivement, en 1890, le cas de Carraher sur la luxation des deux clavicules à leur extrémité sternale ; en 1895, celui de HUNT, intitulé : « Relation d'un cas de luxation double des clavicules à leurs extrémités sternales » ; en 1896, celui de HOTCHKISS sur une double luxation de l'extrémité sternale des clavicules ; puis, en 1901, celui de KLAUSSNER, sur un cas de luxation claviculaire sternale double congénitale.

En 1904, PERRIN présente à la Société de Médecine de Nancy, dans sa séance du 27 avril, un malade dont l'observation fut publiée dans la *Revue Médicale de l'Est*. Ce malade, atteint de tuberculose pulmonaire à la troisième période, eut un violent accès de toux, au cours duquel se serait produite, pour la première fois, une double luxation sterno-claviculaire incomplète. Cette double luxation se reproduisait dans la suite, au gré du malade, très facilement, par un mouvement combiné des épaules (Obs. VII).

Enfin, comme dernier cas, il reste celui de notre thèse, observé dans le service de M. le professeur DUBAR. Il se rapporte à un journalier sur lequel passa, à la hauteur des épaules, un chariot non chargé pesant 1.800 kilogr. Il en résulta une luxation simultanée des quatre articulations claviculaires (Obs. VIII).

Cette observation est intéressante, non seulement par la rareté du fait, mais aussi, comme nous le verrons au chapitre VII, par les réserves que comporte le pronostic au point de vue fonctionnel.

CHAPITRE II

ETIOLOGIE ET PATHOGÉNIE

Avant de commencer l'étude de l'Etiologie des luxations simultanées des deux clavicules, il est utile de résumer très brièvement l'anatomie et la physiologie de l'articulation sterno-claviculaire et de l'articulation acromio-claviculaire. Cette étude, d'ailleurs, peut permettre d'éviter bien des erreurs de diagnostic. Rappelons-nous, d'ailleurs, que J. L. PETIT, dans le premier volume de son *Traité des maladies des os*, « prouve combien l'on peut se tromper grossièrement, lorsqu'on ignore ou qu'on ne se représente pas avec soin la structure des parties. »

Anatomie et physiologie de l'articulation sterno-claviculaire. — L'articulation sterno-claviculaire appartient à la classe des diarthroses ou articulations mobiles. Quant au genre de diarthrose, CLOQUET l'avait placée parmi les arthrodies, dans lesquelles les surfaces articulaires sont planes ou à peu près planes ; c'est, en réalité, une diarthrose par double emboîtement réciproque, par suite de la présence d'un ménisque interarticulaire.

La clavicule s'articule non seulement avec le sternun, mais aussi avec le bord supérieur du cartilage de la première côte. Aussi, la surface articulaire de la clavicule est-elle divisée en deux facettes secondaires : l'une supérieure et verticale, correspondant à la facette articulaire du sternum, l'autre inférieure et horizontale, correspondant à la facette articulaire du premier cartilage costal.

Du côté du sternun, nous trouvons une facette oblongue à grand diamètre transversal, située sur le côté de la fourchette sternale.

Les surfaces articulaires sternale et claviculaire sont revêtues d'une couche de fibro-cartilage. Sur le sternum, ce fibro-cartilage présente son maximun d'épaisseur au voisinage du premier cartilage costal ; sur la clavicule, la disposition est inverse, le maximun d'épaisseur se trouvant à la partie la plus élevée de la surface articulaire.

Un fibro-cartilage ou ménisque fibreux interarticulaire comble exactement tout l'espace compris entre les deux surfaces articulaires costo-sternale et claviculaire.

Quel est la signification de ce fibro-cartilage interarticulaire ? Est-ce de rétablir l'harmonie entre les deux surfaces articulaires ? Nullement. Poirier, d'ailleurs, écrivait, en 1890, dans le *Journal de l'Anatomie* : « L'articulation sterno-claviculaire est une articulation par emboîtement réciproque, dont les surfaces se correspondent parfaitement et dans laquelle la présence d'un ménisque interarticulaire n'est point explicable par la nécessité de rétablir une non-concordance qui n'existe pas ». Pour TILLAUX (1), « ce fibro-cartilage sert de moyen d'union, mais son principal but est d'amortir le choc entre les deux surfaces. Il apporte un sérieux obstacle au déplacement en haut de l'extrémité interne ». Pour POIRIER, GEGENBAUR, TESTUT et la majorité des auteurs, le fibro-cartilage interarticulaire représente, chez l'homme, la partie latérale de l'épisternum, qui, chez les rongeurs et les insectivores, sert de trait d'union entre la poignée du sternum et l'extrémité interne de la clavicule.

Comme moyens d'union, nous trouvons une capsule fibreuse qui unit entre eux la clavicule, le sternum et le premier cartilage costal. Cette capsule est renforcée par quatre ligaments : un intérieur, un postérieur, un supérieur et un inférieur.

Le ligament antérieur ou sterno-claviculaire antérieur s'étend de la face antérieure de l'extrémité interne de la clavicule à la face antérieure de la poignée du sternum. Il est oblique de haut en bas et de dehors en dedans.

Le ligament postérieur ou sterno-claviculaire postérieur s'attache, d'une part, à la partie postérieure et supérieure de l'extrémité interne de la clavicule ; d'autre part, à la face postérieure de la première pièce du sternum.

Le ligament supérieur ou sterno-claviculaire supérieur se compose de deux sortes de fibres : de fibres courtes d'abord, qui, de l'extrémité interne de la clavicule, vont s'attacher à la partie latérale de la fourchette sternale ; de fibres longues ensuite, qui vont d'une clavicule à l'autre, constituant ainsi le ligament interclaviculaire.

Le ligament inférieur, enfin, ou costo-claviculaire va

---

(1) TILLAUX. — *Traité d'anatomie topographique*, onzième édition, p. 496.

de la partie externe du premier cartilage costal à la face inférieure de la clavicule. Ce dernier ligament est extrêmement épais et résistant.

L'articulation sterno-claviculaire possède deux synoviales, par suite de la présence du ménisque interarticulaire : l'une, interne ou ménisco-sternale, se trouve placée entre le ménisque et le sternum ; l'autre, externe ou ménisco-claviculaire, est située entre le ménisque et la clavicule.

L'articulation sterno-claviculaire appartenant à la classe des articulations mobiles, tous les mouvements sont possibles dans cette articulation, c'est-à-dire que la clavicule peut s'élever et s'abaisser, peut se porter en avant et en arrière, peut enfin exécuter des mouvements de circumduction.

Par quel point passe l'axe autour duquel se meut la clavicule ? Cet axe passe par un point qui est situé un peu en dehors de l'articulation sterno-claviculaire, dans l'extrémité interne de la clavicule par conséquent. BEAUNIS et BOUCHARD placent ce point à peu près à l'attache du ligament costo-claviculaire.

Cela nous permet de comprendre que, quel que soit le mouvement exécuté par la clavicule, l'extrémité interne de cette dernière exécute toujours un mouvement en sens inverse de l'extrémité externe et que l'arc de cercle décrit par chaque extrémité de la clavicule est beaucoup plus considérable à l'extrémité externe de cet os.

Dans le mouvement d'élévation de l'épaule, l'orsque l'extrémité externe de la clavicule s'élève, l'extrémité interne s'abaisse. Le seul ligament tendu est le ligament costo-claviculaire ou inférieur.

Abaissons, au contraire, l'épaule : l'extrémité externe

de la clavicule s'abaissant, l'extrémité interne remonte. Tous les ligaments sont tendus, sauf le ligament costo-claviculaire.

Portons l'épaule en arrière, aussitôt l'extrémité interne de la clavicule se porte en avant et le ligament antérieur se tend, tandis que le postérieur se relâche.

Ramenons l'épaule en avant, l'extrémité interne de la clavicule se porte en arrière, le ligament postérieur se tend et le ligament antérieur se relâche.

Dans le mouvement de circumduction, faisons remarquer que la clavicule décrit, en réalité, deux cônes accolés par leurs sommets : l'un, tout petit, décrit par l'extrémité interne ; l'autre, beaucoup plus grand, décrit par l'extrémité externe.

Remarquons aussi que les mouvements les plus étendus se passent dans l'articulation ménisco-claviculaire, comme l'indique, d'ailleurs, le plus grand développement de la synoviale à ce niveau.

Les muscles qui interviennent pour produire ces différents mouvements, peuvent se répartir en deux groupes :

Comme élévateurs et projecteurs en arrière : le trapèze, le chef externe du sterno-cleido-mastoïdien ;

Comme abaisseurs et projecteurs en avant : le grand pectoral, le deltoïde, le sous-clavier.

Anatomie et physiologie de l'articulation acromio-claviculaire. — L'articulation acromio-claviculaire appartient aussi, comme l'articulation sterno-claviculaire, à la classe des diarthroses ou articulations mobiles. Quant au genre de diarthrose, c'est une arthrodie ou articulation dans laquelle les surfaces articulaires sont planes ou à peu près planes.

Comme surfaces articulaires, nous trouvons, du côté de la clavicule, une facette allongée d'avant en arrière, située sur l'extrémité externe de l'os. Cette facette est plane et regarde en dehors et un peu en bas.

Du côté de l'acromion, nous avons une facette similaire située à la partie la plus antérieure du bord interne de cette apophyse ; elle regarde en dedans et un peu en haut. Il en résulte que, lorsqu'on examine les os en place, la clavicule repose en partie sur l'acromion.

Chacune de ces surfaces articulaires est recouverte par une couche de fibro-cartilage, toujours plus épaisse sur la facette acromiale que sur la facette claviculaire, plus épaisse aussi à sa partie supérieure qu'à sa partie inférieure.

Mentionné par Winslow, en 1732, et décrit par Weitbrecht, en 1742, un fibro-cartilage s'interpose entre les deux surfaces articulaires, formant entre les deux os une cloison complète ou incomplète.

Deux ligaments, l'un supérieur, l'autre inférieur, renforcent une capsule fibreuse pour réunir ensemble les deux os.

Le ligament acromio-claviculaire supérieur, très épais et extrêmement résistant, s'attache en dehors sur la face supérieure de l'acromion, en dedans sur la face supérieure de l'extrémité externe de la clavicule.

Le ligament acromio-claviculaire inférieur n'est souvent représenté que par quelques filaments fibreux qui s'étendent de la face inférieure de l'acromion à la face inférieure de l'extrémité externe de la clavicule.

La synoviale de l'articulation acromio-claviculaire est

ordinairement simple. Elle peut être double, lorsque le fibro-cartilage interarticulaire occupe toute la hauteur de l'articulation.

L'articulation acromio-claviculaire étant une arthrodie se trouve, par conséquent, douée de très peu de mouvements. Elle ne présente, en effet, que de simples mouvements de glissement. Ces mouvements de glissement, bien que limités, permettent cependant à l'omoplate des déplacements très étendus.

Parmi les mouvements qu'exécute l'omoplate autour de la clavicule, le plus important est un mouvement de rotation ou de bascule autour d'un axe qui passerait par les articulations acromio-claviculaire et coraco-claviculaire.

Dans ce mouvement de bascule, l'angle externe et l'angle supérieur de l'omoplate se meuvent simultanément, mais en sens inverse ; lorsque l'angle externe s'abaisse, l'angle supérieur s'élève ; lorsque l'angle externe s'élève, l'angle supérieur s'abaisse. Bien entendu, lorsque l'angle externe de l'omoplate s'abaisse, l'angle inférieur du même os se rapproche de la colonne vertébrale ; si l'angle externe de l'omoplate s'élève, l'angle inférieur, au contraire, s'éloigne de la ligne médiane.

Union de la clavicule avec l'apophyse coracoïde. — Rappelons, en terminant ces notions anatomiques, que la clavicule et l'apophyse coracoïde, sans former d'articulation au sens précis du mot, sont cependant unis par deux ligaments : l'un antéro-externe, l'autre postéro-interne.

Dans l'espace compris entre ces deux ligaments se trouve une masse cellulo-adipeuse qui favorise les mouvements de rapprochement et de glissement des deux os. Au sein de cette masse celluleuse, on peut rencontrer assez souvent une véritable bourse séreuse.

Le ligament coraco-claviculaire antéro-externe ou ligament trapézoïde s'attache, en bas, sur la partie postérieure du bord interne de l'apophyse coracoïde ; puis, se dirigeant de bas en haut et de dedans en dehors, il vient s'insérer sur la face inférieure de la clavicule.

Le ligament coraco-claviculaire postéro-interne ou ligament conoïde se fixe par son sommet sur la base de l'apophyse coracoïde ; puis, se portant en haut, il s'étale à la manière d'un éventail et vient se fixer sur le bord postérieur de la clavicule, immédiatement en arrière du ligament trapézoïde.

Fréquence des luxations simultanées des deux clavicules. — Nous envisagerons la fréquence des luxations simultanées des deux clavicules suivant plusieurs points de vue : d'abord, nous nous efforcerons d'établir leur fréquence en général, par rapport aux autres luxations claviculaires ; puis, nous considérerons cette fréquence par rapport au sexe, à l'âge, à la profession.

Nous savons que les luxations de la clavicule ne sont pas rares, et, avant même de considérer les diverses statistiques se rapportant aux luxations claviculaires, il est permis, à *priori*, de prévoir cette fréquence. En effet, ne sont-ce pas les os longs du squelette, les plus superficiellement placés, qui sont les plus exposés aux traumatismes ? A cet élément il convient cependant d'en ajouter un autre : l'étendue, la variété, la fréquence des mouvements que ces os sont appelés à exécuter.

Or, ces deux conditions : position superficielle, et étendue, variété, fréquence des mouvements, se trouvent réunies pour la clavicule. Recouverte seulement par la peau, au-dessous de laquelle elle fait saillie, elle ne peut, il est vrai, exécuter par elle-même que des mouvements limités ; mais n'oublions pas, comme le dit TILLAUX, « qu'elle a pour fonction de maintenir l'épaule écartée du thorax, à la manière d'un arc-boutant qui rattache ces deux parties l'une à l'autre » (1). Dès lors, toutes les impulsions communiquées au membre supérieur lui seront transmises.

Voilà la fréquence des luxations de la clavicule expliquée théoriquement, voyons ce que disent les statistiques.

MALGAIGNE (*Traité des fractures et des luxations*), dans un premier relevé fait sur les registres de l'Hôtel-Dieu, trouve, sur 489 luxations, 33 luxations de la clavicule. Dans un second relevé fait dans son service à l'Hôpital Saint-Louis, sur 114 cas, MALGAIGNE trouve 9 luxations de la clavicule.

En 1881, KRONLEIN (*Luxationen, in Deutsche chir. von Billroth, Lucke*), en classant 400 luxations observées à la clinique de Berlin, du 1er mai 1874 au 10 octobre 1880, constate que sur ce nombre se trouvent 17 luxations claviculaires.

Arrêtons-nous à cette dernière statistique, et, prenant le nombre des cas de luxations simultanées des deux clavicules observées pendant la même époque (mai 1874 à octobre 1880), efforçons-nous de tirer de cette étude des conclusions qui nous permettent d'apprécier à peu près la fréquence des luxations simultanées.

---

(1) TILLAUX. — *Traité d'anatomie topograghique*, onzième édition, p. 498.

Laissant de côté les cas de Corley (Obs. I), qui datent de janvier 1874, nous retiendrons seulement l'observation de Lumniczer et celle de Morse, qui, toutes deux, datent de 1877 ; enfin, celle de Hamilton, qui remonte à 1879.

Reportant ces chiffres près de ceux de Kronlein nous obtenons une proportion de 3/17, soit 17,64 %, chiffre qui nous semble beaucoup trop fort. Malheureusement, et à notre grand regret, nous ne pouvons préciser davantage, faute de données.

Si nous considérons les statistiques de luxations claviculaires faites au sujet de la fréquence de ces luxations par rapport au sexe, nous voyons que Polaillon (*Dictionnaire encyclopédique des sciences médicales de A. Dechambre, article « Clavicule »*), dans la statistique des hôpitaux de Paris, trouve, de 1861 à 1864, 87 luxations de la clavicule, dont 3 seulement chez des femmes, soit une proportion de 3,57 %.

Trouvant ce chiffre trop faible, Polaillon dresse une nouvelle statistique d'après des observations publiées dans divers journaux de médecine. Sur 97 cas de luxations claviculaires, il trouve 77 cas chez des hommes et 17 cas chez des femmes. Cette nouvelle statistique donne une proportion beaucoup plus élevée : 22,07 %.

Nous pouvons donc conclure que les luxations claviculaires sont rares chez la femme, ce qui n'est pas fait pour nous étonner, puisque la femme, se livrant moins fréquemment aux travaux de force, est, dès lors, moins exposée aux traumatismes.

En est-il de même pour les luxations simultanées des deux clavicules ? Si nous nous en rapportons aux huit observations que nous possédons, la proportion semble plus forte : en effet, sur ces huit cas, nous trouvons cinq luxations chez des hommes, et trois chez des femmes. Ce rapport nous semble exagéré. Cependant, qu'il nous soit permis de faire observer que, tandis que les luxations ordinaires des clavicules sont souvent produites par des traumatismes, les luxations simultanées des deux clavicules, au contraire, sont dues assez souvent à des contractions musculaires survenant soit dans un accès de toux, soit dans un accès intense de dyspnée. C'est, d'ailleurs, aux déplacements par action musculaire que se rapportent les luxations spontanées volontaires des clavicules. (Voir Obs. II et VII). Ne serait-ce pas là la raison de la proportion plus forte que nous rencontrons dans les luxations simultanées des deux clavicules ?

Voici, d'après la seconde statistique de Polaillon, la fréquence des luxations de la clavicule suivant l'âge : sur les 97 cas, il y avait 3 sujets ayant moins de 10 ans, 8 âgés de 10 à 20 ans, 79 âgés de 20 à 60 ans et 7 ayant plus de 60 ans.

Suivant Polaillon, il faut donc conclure que les luxations de la clavicule s'observent surtout de 20 à 50 ans. Dans la vieillesse, elles sont moins rares que dans enfance et dans l'adolescence.

Cette formule est légèrement modifiée pour les luxations simultanées des deux clavicules. En effet, sur les 8 cas que nous avons réunis, nous voyons qu'il y a 3 cas où les sujets ont de 10 à 20 ans, 3 cas où les sujets sont âgés de 20 à 50 ans, 1 cas où le sujet a plus de 50 ans ; enfin, dans un cas, celui de Stokes (Obs. VI), l'âge n'est pas indiqué.

D'après ce qui précède, il semble qu'il soit permis de

dire que les luxations simultanées des deux clavicules sont rares dans l'enfance et la vieillesse, fréquentes dans l'adolescence, fréquentes surtout à l'âge mûr.

Nous n'avons, au sujet de la fréquence des luxations claviculaires par raport à la profession, que peu de renseignements. Cependant, il est logique de penser que, comme les luxations ordinaires de la clavicule, les luxations simultanées des deux clavicules se présentent plus fréquemment dans les professions exigeant des travaux corporels pénibles.

Causes fréquentes des luxations simultanées des deux clavicules. — Nous pouvons grouper les causes de luxations simultanées des deux clavicules sous deux chefs : les traumatismes, les contractions musculaires.

Parmi les traumatismes, relevons surtout les chocs, les coups, les chutes, en un mot, toutes les violences extérieures.

Les contractions musculaires agissent assez souvent en survenant au cours d'un accès de toux ou de dyspnée, comme dans les observations de STOKES et de PERRIN (Obs. VI et VII.)

Ces déplacements par action musculaire ont été niés par plusieurs auteurs. MALGAIGNE dit que « ce sont fréquemment des récidives de luxation et pense qu'ils se produisent sous l'influence d'un relâchement ligamenteux dépendant d'une luxation traumatique antérieure. Le relâchement ligamenteux serait aussi congénital. » (1) Sans doute, d'une façon générale, il est tout à

(1) A. DECHAMBRE. — Dictionnaire encyclopédique des Sciences médicales, article « Luxations ».

fait rare de rencontrer des luxations produites par simple contraction musculaire, mais les observations qui ont été publiées touchant ces luxations, prouvent que le fait existe.

Prédispositions anatomiques. — Elle sont au nombre de deux : le volume et la résistance des clavicules, d'abord ; la laxité des ligaments articulaires ensuite.

Plus le volume des clavicules sera considérable, moins le sujet sera exposé aux fractures ; en revanche, les luxations de ces os, en cas de traumatisme, se produiront chez lui de préférence aux fractures. PORRAL, dans un cas de double luxation de la clavicule droite survenue chez un sujet d'une constitution robuste, remarque que chez lui les os présentent un développement remarquable, ce qui explique, pour lui, la double luxation sans fracture (1).

Quant à la laxité des ligaments articulaires, nous venons de voir, dans l'étude des causes, le rôle prépondérant que lui attribue MALGAIGNE dans les luxations par action musculaire, pour qu'il ne soit plus nécessaire que nous y insistions. Cette laxité ligamentaire peut être soit d'origine traumatique (efforts successifs et prolongés), soit d'origine congénitale.

Mécanisme. — Il est évident qu'un seul et même mécanisme n'est pas applicable à tous les cas, puisque les deux articulations luxées en même temps ne sont pas

---

(1) PORRAL. — Double luxation de la clavicule droite. *in Arch. de méd.*. 1re série t. XXV ; p. 109, 1831 ; cas cité in thèse Florency : étude sur la luxation sus-acromiale de la clavicule, Lille, 1885.

toujours les mêmes. Tantôt, nous avons une luxation simultanée de l'articulation acromio-claviculaire gauche et de l'articulation sterno-claviculaire droite, comme dans le cas de Corley (Obs.I) ; tantôt ce sont les deux articulations sterno-claviculaires qui sont luxées simultanément ; tantôt encore nous trouvons une luxation simultanée des quatre articulations claviculaires.

Il nous semble possible d'étudier le mécanisme de ces luxations simultanées, en rapportant leur production à quatre modes différents :

1° Les articulations atteintes se luxent dans un même accident, mais une violence extérieure différente intervient pour produire chaque luxation ;

2° La contraction musculaire est cause des luxations, soit que cette contraction soit seule en jeu, soit qu'une certaine laxité ligamentaire intervienne pour faciliter son action ;

3° Le thorax se trouve pris entre deux forces opposées ;

4° Les quatre articulations se luxent. Reprenons en détail ces quatre mécanismes.

1° Les articulations atteintes se luxent dans un même accident, mais une violence extérieure différente intervient pour produire les deux luxations. C'est le cas de l'observation de Corley, observation que voici :

Observation I

(A. H. Corley. Dislocation of both clavicles. *Dublin Journal of Médical Science*, 1874, 307-309).

Le nommé Patrice B..., âgé de 13 ans, fut admis, le 30 janvier 1874, à l'hôpital de la rue Jervis. Ouvrier d'une imprimerie voisine, sa main gauche fut prise accidentellement, peu de temps avant son admission à l'hôpital, entre les deux cylindres d'une presse à imprimer. Son bras fut rapidement entraîné jusqu'à l'épaule par les deux cylindres, et au moment même où la partie latérale de la poitrine et la tête butaient contre la partie la plus en saillie du cylindre, la machine s'arrêta. Une minute de plus et l'on peut s'imaginer facilement les conséquences.

A l'examen, le bras gauche était impuissant, froid, mortifié et contusionné depuis le poignet jusqu'à l'extrémité supérieure ; vers le creux axillaire, sur la face interne du bras, les tissus sous-cutanés semblaient s'être enroulés en une sorte de bourrelet transverse proéminent, sans qu'il y ait eu à la surface la moindre plaie. Les os du bras, de l'avant-bras et de la main étaient, c'est étrange à dire, parfaitement intacts.

Le blessé se plaignait de souffrir surtout au niveau de la racine de l'acromion, dans une région un peu postérieure de l'épaule. En ce point, il y avait une contusion intense et une large ecchymose. En faisant passer le doigt le long de l'épine de l'omoplate, on découvrait une partie déprimée au niveau de la partie contusionnée, et en saisissant et en élevant les épaules, on produisait de la crépitation.

Au début, on avait de nombreuses difficultés à déterminer exactement qu'elle était la partie brisée de l'acromion, et au niveau de l'extrémité claviculaire de cette apophyse, on ne pouvait sentir qu'une saillie allongée, nettement marquée, qui semblait se continuer avec la clavicule.

En effet, en faisant un examen très minutieux, on découvrait une luxation de l'articulation acromio-claviculaire ; l'extrémité externe de la clavicule était luxée en haut, ou, pour employer un terme plus véritablement chirurgical, l'acromion était déplacé vers le bas ; la partie osseuse proéminente était donc réellement l'extrémité externe de la clavicule.

L'état du membre me rendait perplexe, attendu qu'on ne sentait aucune pulsation au niveau du poignet, ni aucun battement au-dessous de l'artère axillaire.

Il reste à décrire maintenant la partie la plus remarquable de l'accident.

Sur l'autre côté, du côté droit par conséquent, il y avait une gêne considérable des mouvements du bras, et le blessé se plaignait de souffrir au niveau de l'articulation sterno-claviculaire.

A l'examen, on découvrait que l'extrémité sternale de la clavicule était luxée derrière la poignée du sternum. On pouvait facilement tirer en avant l'extrémité sternale de la clavicule et la remettre à sa place ; mais, aussitôt que l'on cessait d'agir, la luxation se reproduisait. L'os avait donc été chassé horizontalement, en arrière et en dedans, Mais il n'exerçait aucune pression gênante, soit sur la trachée, soit sur d'autres parties importantes.

Il était évident, à première vue, qu'il y avait difficulté, pour ne pas dire impossibilité, à maintenir l'os à sa place, car l'épaule blessée ne supportait pas la pression d'un bandage en huit de chiffre, le seul moyen de maintenir cette difformité.

Un jour ou deux après l'accident, la douleur et la sensibilité disparurent, et le blessé sembla croire qu'il avait assez de force pour se servir de son bras.

Une heure environ après l'accident, le bras blessé ayant été enveloppé dans du coton, la température locale remonta, et bien que les pulsations au niveau de l'artère radiale ne purent être constatées et senties que le cinquième jour, cette augmentation de température prouvait tout au moins qu'une circulaion collatérale s'était établie. Ainsi diminuaient les chances de gangrène.

Le troisième jour, il fut possible d'appliquer une écharpe pour maintenir le coude gauche, et un tampon, placé sur l'extrémité de la clavicule, devait tendre à remettre l'articulation en place, autant que cela était possible dans les circonstances.

Je suis forcé de dire que, quand le blessé quitta l'hôpital, après 28 jours de traitement, l'aspect, et de l'épaule et de l'articulation sterno-claviculaire droite, ne supportait pas, à vrai dire, l'examen d'un œil exercé.

Au point de vue fonctionnel, je puis simplement déclarer

qu'environ une quinzaine de jours après son départ de l'hôpital, j'ai aperçu, dans une rue, le jeune homme qui, à l'aide d'une échelle, descendait d'un troisième étage ; seulement, au lieu de se servir du côté habituel de l'échelle, il descendait en se servant du côté qui regardait le mur (1). Sa façon de descendre me fit remarquer de force sa complète guérison.

Les cas de luxation, en arrière de l'extrémité sternale de la clavicule, sont suffisamment rares pour rendre ce cas digne d'être rapporté. Comme, de plus, ce cas se complique d'une luxation du côté opposé, il n'est point besoin d'excuse pour le soumettre au corps médical.

Il est difficile de comprendre comment survint cette luxation en arrière. Je ne puis que supposer que, lorsque le jeune homme sentit son bras gauche pris dans l'engrenage, il plaça sa main droite contre le cylindre qui tournait, et qu'à ce moment où l'épaule droite se trouvait bien tendue, un choc, transmis du cylindre tout le long des os du bras, amena la luxation.

La luxation acromio-claviculaire gauche s'est donc produite par le mécanisme ordinaire de ces luxations, un choc au niveau de l'acromion qui, dans ce cas, a produit une fracture de cette apophyse et une luxation acromio-claviculaire.

Il est aussi nécessaire, semble-t-il, de faire entrer en ligne de compte comme cause de cette luxation la contraction du faisceau claviculaire du trapèze. En effet, lorsque l'ouvrier sentit son bras pris dans l'engrenage, il eut un mouvement instinctif qui détermina la contraction des muscles de l'épaule. L'action des faisceaux moyens et inférieurs du trapèze fut nulle, par suite

(1) Nous employons, bien malgré nous, une longue périphrase pour traduire une expression anglaise si précise : *I saw him in the street sliding down the wrong side, of a ladder* : Je l'apperçus dans la rue descendant l'envers d'une échelle.

de la traction exercée sur le bras par la machine en mouvement, tandis que les faisceaux supérieurs pouvaient agir énergiquement sur la clavicule qu'ils entraînèrent en haut.

Quant à la luxation sterno-claviculaire, nous n'avons que très peu de choses à dire, Corley expliquant très bien son mode de production. Nous ferons simplement remarquer que l'intérêt de cette observation, pour la luxation sterno-claviculaire, réside justement dans ce mécanisme un peu spécial, car nous savons que ces luxations sont surtout produites par des chocs directs portés d'avant en arrière. « Dans la luxation en arrière, dit Tillaux (1), une action directe sur la clavicule paraît jouer le rôle prépondérant. »

2° La contraction musculaire est cause des luxations, soit que cette contraction soit seule en jeu, soit qu'une certaine laxité ligamentaire intervienne pour faciliter son action. Nous avons suffisamment étudié le mode d'action de la contraction musculaire dans l'étude des causes des luxations simultanées, pour que nous n'y revenions point. Disons simplement que cette contraction musculaire peut survenir à la suite d'efforts violents (accès de toux, accès de dyspnée).

Quant à la laxité ligamentaire, elle peut être d'origine congénitale (Obs. II), ou d'origine traumatique, par suite d'efforts successifs et prolongés (Obs. III).

---

(1) Tillaux. — *Traité d'anatomie topographique*, onzième édition p. 496.

Observation II

(Dictionnaire encyclopédique des Sciences médicales de A. Dechambre, article « Luxations ». Cette observation est due à Putégnat, de Lunéville, qui l'avait publiée dans les *Melanges de Chirurgie*, en 1849).

Un de mes confrères de Lunéville, dit Putégnat, recherchant quelle pouvait être la cause de la faiblesse des membres thoraciques dont se plaignait sa cliente, Mlle M..., âgée de 17 ans, rencontra l'extrémité sternale de chaque clavicule luxée en avant. Alors, cette demoiselle fit voir qu'elle produisait à volonté cette double luxation et avoua même qu'elle en faisait quelquefois son amusement.

Comme exemple de laxité ligamentaire d'origine traumatique par suite d'efforts successifs et prolongés, nous pouvons rappeler le fait cité par Malgaigne, se rapportant à un cas de double luxation sus-acromiale chez un vieillard.

Observation III

(J.-F. Malgaigne : Des luxations de l'extrémité externe de la clavicule; nouveaux moyens pour les réduire et les maintenir réduites : In *Gazette Médicale de Paris*. 1836, p. 168).

Souvent, le déplacement incomplet s'observe chez des sujets à articulations lâches, soit qu'il date de la naissance, soit qu'il ait été déterminé à la longue par des efforts successifs. Il y a quelques semaines, un vieillard, couché dans le service de M. Breschet, à l'Hôtel-Dieu, présentait un déplacement de cette nature sur les deux épaules à la fois.

3° Le thorax se trouve pris entre deux forces opposées. Dans ce cas, le thorax se trouve pris, pour ainsi dire, dans un étau, l'une des forces agissant sur une épaule, l'autre sur l'épaule opposée. L'observation suivante est un exemple de ce mode particulier de production de luxations.

Observation IV

(Thèse Thamin, Bordeaux 1887. Cette observation est due à Thomas Bryant qui l'avait publiée dans *A manual for the practice of surgery*, t. II).

En 1865, j'eus à traiter un cas semblable. Il s'agissait d'une jeune femme, une modiste, âgée de 20 ans, qui, deux ans auparavant, avait été fortement pressée dans une foule, la pression exercée causant une douleur qui s'était fait sentir à la partie supérieure de la poitrine. Elle fut soignée chez elle et guérit, avec une déformation cependant, pour laquelle elle vint me consulter. En examinant le thorax, on voyait que les deux clavicules reposaient sur le bord du sternum, derrière les chefs sternaux des muscles sterno-mastoïdiens, et par la pression la plus légère sur les épaules, on pouvait amener les deux têtes claviculaires au contact. En attirant les épaules en arrière, on pouvait séparer les os et les reporter dans ce qui semblait être leur position normale, mais aucun moyen ne pouvait les y maintenir. La malade exécutait facilement les mouvements avec ses bras et se livrait à ses occupations ordinaires.

4° Les quatre articulations se luxent. C'est une quadruple luxation de ce genre que nous rencontrons dans l'observation inédite de notre thèse. Elle est rapportée en détail plus loin (Obs. VIII). Un journalier est renversé par un chariot ; il tombe la face contre terre, deux roues du chariot lui passent sur le dos, au niveau des épaules. A l'examen du blessé, on constate une luxation simultanée des quatre articulations claviculaires.

Comment expliquer de telles lésions ? Par quel mécanisme se produisit cette quadruple luxation ?

Il semble difficile de trouver une explication suffisante. Ne pourrait-on pas admettre le mécanisme suivant :

Nous savons que la face antérieure du thorax représente une plan incliné de haut en bas et d'arrière en avant, la partie inférieure étant la plus saillante.

Au moment de la chute, sous le poids du chariot, il se produisit un aplatissement du thorax, aplatissement qui se fit surtout sentir à la partie inférieure de la poitrine. En même temps, et par suite de cet aplatissement, les deux articulations sterno-claviculaires se luxèrent.

L'aplatissement continuant et les extrémités sternales des clavicules prenant point d'appui sur le sol, les articulations acromio-claviculaires se luxèrent à leur tour, avec d'autant plus de facilité que la contraction des muscles des épaules immobilisait les omoplates.

CHAPITRE III

Anatomie Pathologique

Comme il n'y a souvent que deux articulations luxées simultanément dans les luxations multiples des clavicules, nous pouvons avoir différentes associations des articulations luxées.

Ainsi, parmi les huit observations que nous avons pu nous procurer, nous trouvons :

Un cas de luxation simultanée des quatre articulations claviculaires (Obs. VIII).

Un cas de luxation simultanée de l'articulation acromio-claviculaire gauche et de l'articulation sterno-claviculaire droite (Obs. I).

Un cas de luxation simultanée des deux articulations acromio-claviculaires (Obs. III).

Cinq cas de luxation simultanée des deux articulations sterno-claviculaires (Obs. II, IV, V, VI, VII).

Nous savons que, parmi les luxations de la clavicule, les plus fréquentes sont, en général, les luxations acromio-claviculaires. Dans son *Traité pratique des fractu-*

res et des luxations, HAMILTON trouve, sur 57 cas, 44 cas portant sur l'extrémité acromiale, contre 13 portant sur l'extrémité sternale, soit une proportion de 29,54 %.

Ici, la proportion semble renversée et les cas de luxation simultanée des deux articulations sterno-claviculaires paraissent plus fréquents. Sur huit observations, nous avons 5 cas de luxations simultanées sterno-claviculaires ; nous obtenons donc une proportion de 5/8, soit 62,5 %.

L'étendue du déplacement permet de diviser les luxations simultanées des clavicules en luxations complètes et en luxations incomplètes.

Sur nos huit observations, nous trouvons :

Trois cas de luxations simultanées complètes (Obs. I, IV, VIII).

Quatre cas de luxations simultanées incomplètes (Obs. II, III, VI, VII).

Quant au dernier cas (Obs. V), il est assez difficile de le classer dans une de ces catégories. En effet, selon la position (assise ou couchée) donnée à la malade, la double luxation sterno-claviculaire était ou incomplète ou complète. Voici, du reste, cette observation :

OBSERVATION V

(Fr. H. HAMILTON : *Traité pratique des fractures et luxations*, édition française par le Dr Poinsot, Paris, 1884, p. 779).

Agnès Moriarty, âgée de 17 ans, fut blessée dans un accident de chemin de fer, le 25 mars 1879 ; on suppose qu'elle fut jetée violemment contre la portière, qu'elle vint heurter avec l'épaule gauche, et qu'ensuite elle fut renvoyée sur le plancher du wagon, où elle tomba sur l'épaule droite.

Grâce à la bienveillante courtoisie des chirurgiens traitants, les docteurs Mc Guire et King, j'examinai la malade quatre jours après l'accident. En découvrant les épaules, nous constatâmes sur la partie externe de l'épaule droite une ecchymose étendue qui descendait à quelque distance sur le bras.

Lorsque la malade était assise, les deux clavicules étaient luxées incomplètement en avant et un peu en haut, la droite remontant un peu plus haut que la gauche. La malade ne pouvait mettre ses bras sur sa tête, mais, quand on les plaçait dans cette position, les luxations se complétaient ; abaissait-on les bras, les os reprenaient avec bruit leur situation de luxation incomplète. On ne pouvait, par la pression, remettre complètement dans sa cavité l'extrémité déplacée, et en ramenant les épaules en arrière, on augmentait le déplacement ; mais quand on faisait coucher la malade sur le dos, les os revenaient à peu près en place. Sur mon conseil, la malade fut tenue dans cette position six semaines, mais sans résultat ; les os continuaient à se déplacer dès qu'elle se levait. Plusieurs mois après l'accident, elle éprouvait encore des troubles nerveux, attribuables à l'ébranlement des centres médullaire et encéphalique, et les bras n'avaient pas recouvré leur force primitive.

Les lésions que l'on rencontre dans les luxations claviculaires sont différentes, suivant que l'on a affaire à des luxations complètes ou incomplètes.

Dans la luxation complète acromio-claviculaire, on constate non seulement la rupture des ligaments acromio-claviculaires, mais aussi la déchirure des ligaments trapézoïde et conoïde, ligaments qui, comme nous l'avons vu dans la partie anatomique, unissent la clavicule à l'apophyse coracoïde.

Dans la luxation complète sterno-claviculaire, tous les ligaments sterno-claviculaires sont rompus, et, généralement, le fibro-cartilage interarticulaire est détaché de son insertion sternale et suit la clavicule.

Dans la luxation acromio-claviculaire incomplète, l'accord n'est pas fait au sujet des lésions que l'on trouve.

Pour Cruveilhier, Bouisson, Ader et Andrews, les ligaments acromio-claviculaires sont seuls rompus. A propos des expériences de Bouisson à ce sujet, Nélaton (1) écrit : « Il a déchiré les ligaments acromio-claviculaires, laissant intacts les coraco-claviculaires, et la luxation s'est produite aussitôt, sans effort, par l'abaissement de l'omoplate et son refoulement en dedans. » Ader, qui, en 1872, a répété ces expériences, est arrivé aux mêmes résultats.

Pour Malgaigne, Brindel, Galangau, ce qui caractérise la luxation incomplète, c'est la rupture des deux ligaments coraco-claviculaires avec conservation de la capsule acromiale. Telles sont, en effet, les lésions que Malgaigne a observées dans l'unique autopsie qu'il a pu faire : « la facette articulaire de la clavicule n'avait pas complètement abondonné l'autre ; le ligament acromio-claviculaire supérieur était seulement distendu ou peut-être un peu décollé de l'acromion, l'inférieur déchiré en grande partie, et chose remarquable, les robustes ligaments coracoïdiens étaient rompus en totalité » (2).

Brindel, en 1875, après avoir cité Malgaigne, conclut en disant que la seule différence entre la luxation sus-acromiale complète et la luxation sus-acromiale incomplète consiste en ce que, « dans la luxation sus-acromiale complète, tout ce qui retient la clavicule à l'omo-

---

(1) A. Nélaton. — *Élément de pathologie chirurgicale*, Paris, 1842 T. II, p. 343.

(2) J.-F. Malgaigne. — Traité des fractures et des luxations. Paris, 1855. T. II : Luxations, p. 432.

plate (capsule et ligaments) se trouve déchiré, tandis que dans la luxation incomplète, les ligaments coraco-claviculaires sont seuls déchirés et la capsule acromio-claviculaire est seulement distendue » (1).

Pour A. Cooper, Chassaignac, Richet et Desprès, Follin, Duplay, Nicaise, Hamilton et Poinsot, les ruptures ligamenteuses sont de deux ordres : elles portent sur la capsule d'une part, sur le trapézoïde d'autre part (2).

Dans la luxation sterno-claviculaire présternale incomplète, il n'y aurait, pour Nélaton, qu'une simple désinsertion de la portion antérieure de la capsule ligamenteuse et du périoste sternal. Dans l'observation suivante se rapportant à un cas de double luxation incomplète sterno-claviculaire, Stokes a constaté un allongement considérable des ligaments.

Observation VI

(W. Stokes : Partial Displacement of the sternal End of each Clavicle. *Dublin Journal of Médical Science*, 1852, XIII, 459).

Le Docteur Stokes a présenté un cas remarquable de déplacement en avant et en haut de l'extrémité sternale de chaque clavicule, déplacement provoqué par de puissants efforts respiratoires.

Il fit observer que tous étaient au courant de ce fait que, dans certains cas de tumeurs intra-thoraciques (par exemple, un anévrisme), une pression dépassant une certaine limite était capable de repousser en avant l'extré-

(1) Brindel. — Thèse, Paris, 1875, p. 7.

(2) Nous avons pris les renseignements qui précèdent touchant la luxation sus-acromiale incomplète dans Florency, thèse, Lille, 1885.

mité interne de la clavicule et que le déplacement était souvent suivi d'un allègement temporaire des symptômes. Il ajoutait qu'il fallait cependant se rappeler que la luxation ne dépendait pas toujours de l'augmentation de pression dirigée contre l'os ; car, dans un cas de pleurésie où un épanchement abondant s'était produit rapidement, il avait vu le poumon faire saillie dans la région cervicale sous la forme d'une tumeur de la grosseur d'un œuf d'oie sans que survînt le moindre déplacement de l'extrémité claviculaire.

Dans le cas actuel, le malade était extrêmement amaigri, faible et délicat. Lorsqu'il fut admis à l'hôpital Meath, il présentait une ascite fort abondante, provenant d'une cirrhose du foie qui, comme d'ordinaire, était accompagnée d'hypertrophie de la rate, hypertrophie qui, dans la cirrhose du foie, a été depuis longtemps signalée par le Professeur R.-W. Smith. En vue d'apporter un soulagement temporaire au malade, on pratiqua deux fois la paracentèse : après la seconde paracentèse, se produisirent des symptômes de péritonite, mais le traitement eut raison de cette inflammation, bien que la production du liquide ne fut pas arrêtée ; au contraire, le liquide sembla augmenter plus abondamment que jamais, jusqu'au moment où s'établit une dyspnée très considérable. Après un temps très court, par suite de l'action puissante des muscles sterno-mastoïdiens, les articulations sterno-claviculaires devinrent si libres que l'extrémité de chaque os pouvait se mouvoir facilement dans n'importe quel sens. Les muscles du cou, employés dans la respiration forcée, agissaient tous puissamment. Cet état déplorable dura plusieurs semaines et la mort délivra le malade de ses souffrances.

A l'examen, « *post mortem* », des articulations, on a trouvé que les ligaments étaient très fortement allongés ; les ligaments sterno-claviculaires étaient une fois et demie plus longs qu'à l'état normal ; les ligaments rhomboïdes étaient aussi allongés. Le diaphragme avait été repoussé à la hauteur de la quatrième côte par l'épanchement abdominal ; le foie présentait l'aspect généralement constaté dans la cirrhose et la rate était hyperthrophiée. Le système porte était gorgé de sang, ainsi que les veines superficielles de l'abdomen.

Le Docteur Stockes fit aussi allusion à un cas, qu'il observa, de déplacement de l'extrémité sternale de la clavicule, à la suite d'un énorme et rapide épanchement dans la plèvre droite. L'extrémité de la clavicule resta déplacée pendant quatre jours, la résorption se fit rapidement et l'articulation revint à son état normal.

D'après l'étude qui précède, nous voyons que les lésions que nous rencontrons dans les luxations de la clavicule sont les suivantes :

1° Dans la luxation complète, soit acromio-claviculaire, soit sterno-claviculaire, il y a rupture de tous les ligaments ;

2° Dans la luxation incomplète acromio-claviculaire, l'accord n'est pas encore fait. Pour les uns (Cruveilhier, Bouisson, Ader et Andrews), les ligaments acromio-claviculaires sont seuls rompus. Pour d'autres (Malgaigne, Brindel, Galangau), il n'y a rupture que des ligaments coraco-claviculaires. Pour d'autres, enfin, (A. Cooper, Chassaignac, Hamilton et Poinsot), les ruptures portent à la fois sur la capsule et sur le ligament trapézoïde ;

3° Dans la luxation sterno-claviculaire présternale incomplète, il n'y aurait qu'une désinsertion de la partie antérieure de la capsule et du périoste sternal.

CHAPITRE IV.

Symptomatologie

La symptomatologie des luxations simultanées des deux clavicules est la même, à part quelques points de détail, que celle des luxations simples. Nous rappellerons donc successivement les signes de la luxation acromio-claviculaire et ceux de la luxation sterno-claviculaire. Dans chaque cas, nous noterons les différences qui existent entre la luxation complète et la luxation incomplète. Enfin, nous terminerons ce chapitre en rappelant, à propos de la luxation simultanée des quatre articulations claviculaires, les signes de la luxation simultanée des deux extrémités de la clavicule.

Signes de la luxation acromio-claviculaire. — Ces signes, nous pouvons les répartir en trois groupes : signes commémoratifs, signes de présomption, signes de certitude. Nous les étudierons successivement. Puis, nous verrons la symptomatologie de la luxation incomplète et celle de la luxation complète.

Les commémoratifs fournissent peu de renseignements au point de vue du diagnostic. Ils servent simplement à mettre le chirurgien au courant des circonstances au milieu desquelles est arrivé l'accident et à lui permettre d'attribuer la luxation à sa véritable cause : coup, chute ou contraction musculaire.

Les signes de présomption sont : la douleur, l'impuissance du membre, la contusion et l'ecchymose, le gonflement des parties molles.

C'est généralement au niveau de l'articulation que siège la douleur. On l'exagère facilement en faisant exécuter au bras quelques mouvements.

L'intensité de cette douleur est très variable. Elle a pu, parfois, provoquer une véritable syncope. Quelquefois, les faisceaux supérieurs ou claviculaires du trapèze sont, eux aussi, le siège d'une douleur parfois très violente. « Il n'est pas rare d'observer, dit Courchet, que la partie claviculaire du trapèze est douloureuse et tendue au point d'empêcher la réduction. » (1)

« L'altération des mouvements du bras, dit Polaillon (2), est très variable ; en général, elle est en raison directe de la douleur. Certains blessés ont pu continuer leur travail pendant plusieurs heures et la gêne des mouvements n'est arrivée qu'avec la douleur et le gonflement de l'épaule. D'autres évitent avec soin tous les

(1) Courchet. — Des luxations sus-acromiales de la clavicule. Thèse, Paris, 1866, p. 8.

(2) Polaillon. — Luxations de l'extrémité externe de la clavicule. *Dict. enc. des Sc. méd.* Paris, 1876, T. XVII, art. clavicule, p. 720.

mouvements du bras ou sont dans l'impossibilité de les exécuter spontanément : ce sont ceux qui souffrent beaucoup. Mais, lorsqu'on imprime avec douceur des mouvements à ce membre, on reconnaît que l'articulation scapulo-humérale est mobile dans tous les sens. » Tous les mouvements communiqués sont possibles. Ordinairement, ils sont peu ou point douloureux.

La contusion et l'ecchymose font souvent défaut ; ces deux signes n'ont, du reste, aucune valeur diagnostique.

Le gonflement des parties molles est généralement très faible, quand il existe. D'ailleurs, il manque souvent.

A côté de ces signes, plaçons le déplacement de l'omoplate, signe de peu de valeur. L'omoplate subit un déplacement qui tend à écarter sa face antérieure de la face postérieure du thorax et à éloigner son bord spinal du rachis. De plus, il se produit un mouvement de bascule par lequel l'extrémité articulaire du scapulum est abaissée en bas et en avant par le poids du membre supérieur, tandis que l'angle inférieur tend à se diriger en haut et en arrière.

Comme signes de certitude, nous verrons successivement la saillie de l'extrémité externe de la clavicule, la déformation du moignon de l'épaule, l'intervalle acromio-claviculaire, la mobilité anormale de la clavicule et, enfin, le raclement et le bruit de l'os luxé.

La saillie de l'extrémité externe de la clavicule est toujours facile à découvrir. Dans l'observation de CORLEY (Obs. I), cette saillie se présentait sous la forme d'une longue proéminence bien marquée, qui se continuait, d'une façon très nette, avec la clavicule.

« Cette saillie est arrondie et présente à sa partie

postérieure une surface lisse, qui est la surface articulaire de l'extrémité externe de la clavicule, ce dont il est facile de s'assurer, car le doigt promené sur la face supérieure de la clavicule ne sent aucune ligne de démarcation entre elle et le reste de cet os. Cette saillie soulève brusquement la peau qui, dans les cas extrêmes, descend presque verticalement en dehors, pour aller recouvrir le moignon de l'épaule. » (1)

A l'état normal, « le moignon de l'épaule est régulièrement arrondi ce qui est dû au relief que fait la tête de l'humérus en dehors » (2). Dans le cas de luxation acromio-claviculaire, on trouve une dépression au niveau du moignon de l'épaule.

« A. Cooper et Chassaignac, en 1837, Petit-Jean, en 1839, Pétrequin et Barbier (de Lyon) et Baraduc, en 1842, puis les autres auteurs ont décrit la dépression du moignon de l'épaule : elle forme une gouttière horizontale dirigée d'avant en arrière et se prolonge presque jusque sur le scapulum. L'épaule est. en effet, privée du soutien que lui fournissait la clavicule : elle est, en même temps, disent Barbier et Baraduc, tirée en dedans par les muscles pectoraux et grand dorsal, grand dentelé, rhomboïde et faisceaux inférieurs du trapèze ; son sommet est rapproché du sternum, ainsi qu'on peut s'en assurer en mesurant, des deux côtés, la longueur de l'intervalle compris entre ces deux parties.

La dépression du moignon de l'épaule est rendue plus facilement appréciable par la saillie verticale du faisceau claviculaire du deltoïde, saillie avec laquelle con-

---

(1) Brindel. — Thèse, Paris, 1875, p. 17.

(2) Tillaux. — Traité d'anatomie topographique, onzième édition, p. 505.

traste la dépression très senible, bien qu'étroite, du faisceau acromien de ce même muscle. » (1)

L'intervalle acromio-claviculaire résulte : d'une part, de la saillie de l'extrémité externe de la clavicule ; d'autre part, du déplacement de l'omoplate.

« M. BRINDEL a observé chez ses malades des intervalles divers depuis 0m015 jusqu'à 0m035. Cet intervalle acromio-claviculaire est donc un bon symptôme, mais il varie beaucoup. » (2)

La mobilité anormale est parfois très prononcée. On peut alors porter à volonté la clavicule en avant, en arrière, en bas.

« D'autres fois, la clavicule semble fixée, écrit MALGAIGNE (3), d'un côté par la tension du deltoïde, de l'autre par une sorte de rétraction permanente du trapèze. Le bord externe de ce muscle forme alors un relief sous la peau et comme une corde tendue de la clavicule à l'occiput, tandis que la dépression qu'on observe audessous de l'extrémtié luxée se prolonge en arrière, sous la forme d'une gouttière horizontale. J'ai vu, dans un cas de ce genre, le bord postérieur de la clavicule attiré en haut, son bord antérieur retenu en bas, l'os ayant ainsi souffert un quart de rotation sur son axe. »

« VIDAL (de Cassis) signale, pendant les manœuvres d'exploration et pendant les tentatives de réduction, un frottement non moins perceptible à l'oreille qu'à la main ; il n'existe pas toujours ; il est dû sans doute au

---

(1) FLORENCY. — Étude sur la luxation sus-acromiale de la clavicule. Thèse, Lille, 1885, p. 57.

(2) FLORENCY. — Etude sur la luxation sus-acromiale de la clavicule. Thèse, Lille, 1885, p. 48.

(3) J.-F. MALGAIGNE. — Traité des fractures et des luxations, Paris, 1855. T. II : Luxations, p. 936.

contact réciproque des trousseaux ligamenteux et des débris de cartilage.

On croit même quelquefois entendre de la crépitation, soit qu'elle provienne du froissement des ligaments déchirés ou des mouvements de l'os sur les parties en contact.... ; mais, si l'on mesure la clavicule, tous les doutes disparaissent.

M. BRINDEL attribue ce qu'il appelle « crépitation » aux rugosités de la face inférieure de la clavicule qui viennent frotter contre les rugosités de la face supérieure de l'acromion. » (1)

Signes de la luxation acromio-claviculaire incomplète : la saillie que forme l'extrémité externe de la clavicule se présente sous la forme d'une proéminence plus ou moins variable ; elle est généralement légère. Parfois, on n'arrive à la constater que par comparaison avec le côté sain.

Par une pression légère sur cette saillie de l'extrémité claviculaire, on réduit facilement la luxation ; mais, dès que l'on cesse la pression, la luxation se reproduit.

Les mouvements du bras se font très bien, bien que provoquant un peu de douleur.

Signes de la luxation acromio-claviculaire complète : c'est dans la luxation complète que nous trouvons tous les signes que nous avons étudiés précédemment.

La douleur ici est très nette. La sensibilité à la pression permet de localiser le maximum de cette douleur sur le sommet de l'épaule, au-dessus de l'articulation.

---

(1) FLORENCY. — Etude sur la luxation sus-acromiale de la clavicule. Thèse, Lille, 1885, p. 45.

Les mouvements spontanés sont absolument impossibles à cause de l'intensité de la douleur. Mais si on imprime avec douceur des mouvements au bras, ces mouvements communiqués sont réalisables et permettent de constater ainsi l'intégrité de l'articulation scapulo-humérale.

La saillie de l'extrémité externe de la clavicule peut parfois être considérable. La clavicule peut arriver à dépasser en dehors, grâce au chevauchement, la partie la plus saillante de l'acromion. Par la palpation, il est facile de constater la continuation de cette saillie avec la clavicule.

La dépression du moignon de l'épaule est nettement marquée.

Enfin, le plus souvent, l'extrémité externe de la clavicule est mobile dans tous les sens.

Signes de la luxation sterno-claviculaire. — Nous suivrons pour cette étude le même plan que pour l'étude des signes de la luxation acromio-claviculaire. Nous verrons donc successivement les commémoratifs, les signes de présomption, les signes de certitude, puis la symptomatologie de la luxation sterno-claviculaire incomplète et, enfin, celle de la luxation complète.

Les commémoratifs font connaître les circonstances de l'accident et sa véritable cause.

Dans la luxation sterno-claviculaire, connue dans la luxation acromio-claviculaire, les signes de présomption sont : la douleur, l'impuissance du membre, la contusion et l'ecchymose, le gonflement des parties molles.

La douleur, qui est assez constante, siège au niveau de l'articulation sterno-claviculaire. Il suffit, si l'on veut l'exagérer, d'imprimer des mouvements à la tête ou au bras.

Son intensité est variable. Elle varie non seulement suivant la force avec laquelle a agi la violence extérieure, mais aussi avec le plus ou moins de courage ou de sensibilité du blessé.

Lorsque la luxation se fait en arrière du sternum, variété très rare, il peut se produire des symptômes de dyspnée et de dysphagie, par compression de la trachée ou de l'œsophage.

Dans l'observation de Corley (Obs. I) où le blessé présentait une luxation sterno-claviculaire rétro-sternale droite, la douleur était très caractérisée, mais on ne notait ni dyspnée ni dysphagie, l'os n'exerçant « aucune pression gênante ni sur la trachée ni sur d'autres parties importantes ».

L'impuissance du membre se constate facilement : de légers mouvements volontaires du bras sont possibles, mais ils sont très difficiles et très douloureux. Le malade immobilise l'épaule et ne se sert que de l'avant-bras et de la main. Par suite de ces mouvements limités, il ne peut, par exemple, mettre la main sur la tête, comme dans l'observation d'Hamilton (Obs. V).

Par suite de cette impotence fonctionnelle, le malade incline la tête du côté luxé. Quelquefois même, il soutient son avant-bras avec la main du côté sain.

L'ecchymose manque souvent. Il n'est pas sans importance de faire remarquer qu'elle peut, quelquefois, ne pas siéger au niveau de l'articulation luxée. Hamilton, dans un cas de luxation double de l'extrêmité sternale en avant (Obs. V), dit : « En découvrant les épaules, nous constatâmes sur la partie externe de l'épaule droite une ecchymose étendue qui descendait à quelque distance sur le bras. »

Le gonflement des parties molles est assez faible ; il peut même manquer complètement.

La déformation, la mobilité anormale, le raclement et le bruit de l'os luxé, tels sont les trois signes de certitude de la luxation sterno-claviculaire.

La déformation est facile à apprécier. Elle consiste dans la présence, au niveau du sternum, d'une saillie plus ou moins arrondie représentant l'extrêmité interne de la clavicule. Cette saillie suit les mouvements du membre correspondant : elle descend quand l'épaule est portée en haut ; elle remonte quand l'épaule est abaissée.

Si on presse sur cette extrémité de la clavicule, elle « se laisse, suivant l'expression de TILLAUX, déprimer comme une touche de piano. » (1) Si la compression cesse, la luxation se reproduit.

Du côté du sterno-cléido-mastoïdien, on constate que le faisceau externe de ce muscle ou chef claviculaire, entraîné en haut par l'ascension de la tête claviculaire, est relâché, tandis que le faisceau interne ou chef sternal est, au contraire, tendu.

Du côté du moignon de l'épaule, on constate que l'épaule est abaissée, portée en avant et rapprochée de la ligne médiane.

La mobilité anormale constitue un excellent signe des

(1) TILLAUX. — Traité d'anatomie topographique, onzième édition, p. 496.

luxations sterno-claviculaires. Cette mobilité peut, parfois, être très prononcée. Dans le cas de Stokes (Obs. VI), « les articulations sterno-claviculaires devinrent si libres que l'extrémité de l'os pouvait se mouvoir facilement, de chaque côté, dans n'importe quelle direction. »

A propos de cette mobilité anormale, faisons remarquer que, dans le cas de luxation simultanée des deux articulations sterno-claviculaires, elle peut parfois présenter un aspect un peu spécial. Ainsi, dans l'observation de Bryant (Obs. IV), « par la pression la plus légère sur les épaules, on pouvait amener les deux têtes claviculaires au contact. En attirant les épaules en arrière, on pouvait séparer les os et les reporter dans ce qui semblait être leur position normale. »

Le raclement de l'os luxé consiste en un bruit de frottement sourd. Il est produit par le frottement de la tête luxée contre le sternum. Ce signe peut manquer. Souvent, il est facile à percevoir, soit qu'on fasse exécuter au sujet des mouvements de la tête ou du bras, soit qu'on cherche à réduire la luxation.

Signes de la luxation sterno-claviculaire incomplète : dans le cas de luxation incomplète, la saillie de l'extrémité sternale de la clavicule est peu marquée. Elle augmente lorsqu'on porte l'épaule en arrière.

La douleur peut manquer, comme dans l'observation suivante qui se rapporte à un cas de double luxation sterno-claviculaire incomplète :

Observation VII

M. Perrin : Luxations spontanées volontaires des clavicules. *Revue médicale de l'Est*, Nancy, 1904, XXXVI, 448. (Compte rendu de la Société de Médecine de Nancy, séance du 27 Avril 1904).

Le malade de M. Perrin a déjà été présenté à la Société, en 1900, par M. le professeur Spillmann, pour subluxations spontanées volontaires du genou droit et du pouce de chaque main, manifestations qui dataient alors de quelques mois pour le genou et de l'enfance pour les articulations du pouce.

Ce malade, actuellement âgé de 22 ans, a exercé la profession de coupeur en chaussures ; il est atteint de tuberculose pulmonaire chronique, arrivée à la période d'excavation.

C'est, il y a quatre mois environ, au cours d'un accès de toux, que se serait produite, pour la première fois, une double luxation sterno-claviculaire. Quoiqu'il s'agisse de luxation incomplète, le déplacement en avant de l'extrémité de la clavicule est très marqué ; il a toujours été absolument indolore.

Il s'est, depuis quatre mois, reproduit chaque fois que le malade fait un effort violent sans y prendre garde ; il se reproduit également, au gré du malade, par un mouvement combiné des épaules. Quant à la réduction, elle est obtenue par un mouvement inverse ou par une légère pression exercée sur l'extrémité des clavicules.

De telles luxations survenant sous l'influence d'un accès de toux ou par l'action de la volonté ne peuvent évidemment se produire que chez des sujets présentant une laxité plus grande que normalement : le malade de M. Perrin est maigre et peu musclé.

Le début de la luxation, sous l'influence de la toux, est attribuable aux violentes contractions musculaires qui accompagnent ordinairement celle-ci, plutôt qu'à un soulèvement de la clavicule par l'augmentation de pression intrathoracique ; les deux causes ont pu, d'ailleurs, se combiner.

Les déplacements articulaires volontaires sont peu fréquents, si l'on en juge par la rareté des cas signalés dans la littérature. L'article du Dictionnaire de Dechambre, dû à MM. Sédillot et Gross, en mentionne quelques-uns : l'un d'eux a trait précisément à une double luxation sterno-claviculaire chez une jeune fille de 17 ans (1). On doit, avec ces auteurs, considérer de tels déplacements volontaires comme une variété de luxations par contraction musculaire.

Signes de la luxation sterno-claviculaire complète : tous les signes de la luxation sterno-claviculaire que nous venons d'étudier peuvent ici se trouver au complet ; nous n'y insisterons pas davantage.

Signes propres à la luxation simultanée des quatre articulations claviculaires. — Dans ce cas, nous rencontrons, évidemment, pour chaque articulation prise isolément les signes qui sont propres à sa luxation. Ces signes, nous venons de les passer en revue. Mais, dans la quadruple luxation nous trouvons de plus quelques signes particuliers. Deux de ceux-ci se rencontrent aussi dans la luxation simultanée des deux extrémités de la clavicule ou luxation totale ; ce sont : l'énucléation complète de l'os et la mobilité extrême des clavicules dans tous les sens. Un dernier signe : la voussure dorsale est propre à la variété de luxation qui nous occupe.

Nous constatons, d'abord, que les deux clavicules sont complètement enucléées ; chaque clavicule semble

(1) Voir l'observation II de notre thèse.

avoir été « chassée en avant, comme le noyau de cerise qu'on presse entre le pouce et l'index. » (1)

De chaque côté, au niveau de l'acromion, comme au niveau du sternum, existe une saillie prononcée formée par l'extrémité claviculaire correspondante.

Quant à la mobilité extrême des clavicules dans tous les sens, nous n'y insisterons pas. Nous dirons simplement qu'elle était très marquée chez le blessé de l'observation qui fait l'objet de notre thèse. On pouvait très facilement, chez ce blessé, porter chaque clavicule en avant, en arrière, en haut, en bas (Voir Obs. VIII).

« La clavicule, dit TILLAUX (2), a pour fonction de maintenir l'épaule écartée du thorax, à la manière d'un arc-boutant qui rattache ces deux parties l'une à l'autre. » La clavicule s'oppose aussi à la chute de l'épaule. C'est pourquoi, les deux clavicules étant luxées à leurs deux extrémités, les deux épaules se rapprochent du tronc ; en même temps, elles sont abaissées et projetées en avant. En un mot, les deux épaules tendent, en se dirigeant en bas et en dedans, à gagner la partie antérieure et médiane du thorax. Ce qui produit, évidemment, une voussure dorsale.

Dans la luxation simultanée des quatre articulations claviculaires, l'état général du blessé peut être, parfois, inquiétant. Le sujet de notre observation inédite se trouvait dans un tel état de choc que l'on redouta, à un moment, une terminaison fatale. Cet état de choc était dû à une violente commotion médullaire, comme le

---

(1) COL. — Un cas de luxation double de la clavicule. *Gaz. des Hôp.*, 26 sept. 1872, p. 893.

(2) TILLAUX. — Traité d'anatomie topographique, onzième édition, p. 498.

prouvent, d'ailleurs, les troubles de la motilité que présenta ce blessé du côté des membres inférieurs. Ces troubles, d'ailleurs, se dissipèrent rapidement (Obs. VIII).

En terminant l'étude de la symptomatologie, rappelons que, comme dans les luxations ordinaires de la clavicule, il est possible d'observer, dans les luxations simultanées des deux clavicules, de la tuméfaction, une légère rougeur diffuse, une certaine sensibilité à la pression, et même quelque peu de chaleur à la peau dans la région intéressée. Ces manifestations inflammatoires, que l'on observe dans les premiers jours qui suivent l'accident, ne persistent que pendant huit à dix jours.

CHAPITRE V

COMPLICATIONS

Dans la luxation simultanée des deux clavicules, nous pouvons, évidemment, rencontrer les mêmes complications que dans les luxations de la clavicule en général. Nous ne nous y arrêterons pas. Nous nous contenterons de relever, ici, les différentes complications signalées dans les observations de luxations simultanées des deux clavicules que nous avons pu recueillir.

Fracture de l'acromion : dans le cas de CORLEY (Obs. I), outre la luxation sterno-claviculaire droite et la luxation acromio-claviculaire gauche, il y avait aussi une fracture de l'acromion de ce même côté gauche. « Le malade, dit CORLEY, se plaignait de souffrir surtout au niveau de la racine de l'apophyse acromiale et, en ce point, on constatait une contusion et une ecchymose. En faisant passer le doigt le long de l'épine de l'omoplate, on sentait distinctement un creux sur la partie contusionnée. En saisissant et en élevant les épaules on produisait de la crépitation. Au début, on avait beaucoup de difficulté à déterminer exactement le siège de la fracture de l'apophyse acromiale. »

La présence d'une fracture de l'acromion peut rendre difficile le diagnostic. Il ne faut pas oublier qu'il est possible de trouver à la fois une fracture de l'acromion et une luxation acromio-claviculaire.

Lésions nerveuses : dans les traumatismes complexes, il est possible d'observer certains troubles nerveux, consistant en troubles de la sensibilité, picotements, fourmillements, engourdissements, irradiations douloureuses, paralysie, troubles trophiques de la peau.

Ainsi, la malade d'Hamilton (Obs. V) qui présentait une double luxation sterno-claviculaire consécutive à un accident de chemin de fer, « éprouvait encore des troubles nerveux attribuables à l'ébranlement des centres médullaire et encéphalique » et cela plusieurs mois après l'accident.

Dans le cas du blessé qui présentait une quadruple luxation claviculaire (Obs. VIII), le malade présentait des troubles de la motilité des membres inférieurs. Il ne pouvait lever qu'avec difficulté le pied au-dessus du plan du lit et, en même temps, il éprouvait de la douleur dans les muscles de la région antérieure de la cuisse. Une commotion médullaire violente, au moment de l'accident, explique facilement ces troubles moteurs chez ce blessé qui fut admis à l'hôpital dans un état de choc alarmant.

Ces accidents nerveux disparaissent, en général, très rapidement.

CHAPITRE VI.

PRONOSTIC

Le pronostic de la luxation simultanée des deux clavicules n'est pas grave. Une terminaison fâcheuse n'est pas à redouter. La mort ne peut survenir que du fait d'une affection préexistante ou intercurrente, comme dans le cas de STOKES (Obs. VI).

Il faut se rappeler aussi qu'on ne peut pas toujours obtenir la réduction. Parfois, on arrive à corriger le déplacement, mais il est impossible de maintenir la luxation réduite. Souvent, enfin, il est très difficile d'obtenir une guérison exempte de difformité.

Aussi, peut-il être utile d'avertir le malade, dès le début du traitement, qu'il ne guérira sans doute pas sans déformation. De cette façon, il n'attribuera pas ce résultat, comme le fait remarquer A. COOPER, à la négligence ou à l'impéritie du chirurgien. CORLEY, dans son observation (Obs. I) constate cette déformation : « L'aspect de l'épaule et de l'articulation sterno-claviculaire ne supportait pas, dit-il, l'examen d'un œil exercé. »

Chez le malade de Bryant (Obs. IV), « les deux clavicules reposaient sur le bord du sternum, derrière les chefs sternaux des mucles sterno-mastoïdiens. »

Dans ces deux cas, malgré ces déformations, le résultat fonctionnel ne laissa nullement à désirer.

Dans notre observation inédite (Obs. VIII), il y eut aussi des déformations. Quant au résultat fonctionnel, il fut loin, comme nous allons le voir, d'être aussi brillant que dans les deux cas précédents.

Cette difformité, sans inconvénient pour l'homme, plus pénible pour la femme, au point de vue esthétique, résulte, soit de l'irréductibilité de la luxation, soit (et c'est le cas le plus fréquent) de la difficulté que l'on éprouve à maintenir réduite la luxation.

Au point de vue fonctionnel, quel est le pronostic de la luxation simultanée des deux clavicules ? On comprend facilement l'importance d'une telle étude, aujourd'hui, surtout, où l'application de la loi sur les accidents du travail soulève d'importantes questions médicales.

Nous savons que, d'une façon générale, le pronostic fonctionnel des luxations de la clavicule est considéré comme bénin. A cet égard, il n'y a cependant pas de règle absolue.

En est-il de même, pour la luxation simultanée des deux clavicules ? Le petit nombre d'observations que nous avons pu recueillir ne nous permet pas de présenter des conclusions nettes à ce sujet. Il nous semble, cependant, que le pronostic peut, d'une façon générale, être regardé comme favorable. Cependant, n'oublions pas que, dans quelques cas, il comporte certaines réserves qu'il est utile de faire remarquer.

Nous avons vu, dans l'observation de Corley (Obs. I),

que le résultat fonctionnel fut parfait. Et cependant, pour la luxation sterno-claviculaire droite, il y avait « impossibilité à maintenir l'os à sa place, car l'épaule blessée ne supportait pas la pression d'un bandage en huit de chiffre. » Quant à la luxation acromio-claviculaire gauche, « le troisième jour après l'accident, il fut possible d'appliquer une écharpe pour maintenir relevé le coude gauche. Un tampon, placé sur l'extrémité externe de la clavicule, tendit à maintenir l'articulation à sa place, autant que cela fut possible dans les circonstances. »

De même, dans le cas de Bryant (Obs. IV), malgré la déformation, « la malade exécutait facilement les mouvements avec ses bras et se livrait à ses occupations ordinaires. »

A côté de ces cas heureux, qui sont la généralité, il y a quelque cas où la réparation des forces fut loin d'être aussi complète.

Plusieurs mois après l'accident, chez la malade d'Hamilton (Obs. V), « les bras n'avaient pas recouvré leur force primitive. »

Dans l'observation qui fait l'objet de notre thèse, le malade qui présentait une luxation simultanée des quatre articulations claviculaires, conserva une impotence fonctionnelle qui, pour lui ouvrier, constituait une sérieuse infirmité. Voici, d'ailleurs, cette observation :

Observation VIII (inédite)

(Due à l'obligeance de M. le Professeur Dubar et de M. le Docteur Leroy).

Le 25 mars 1907, vers huit heures du matin, Henri B..., journalier, âgé de 35 ans, conduisait un chariot très lourd

(1.800 kilos) et non chargé. Il se tenait debout sur la voiture.

Le cheval prend subitement le mors aux dents. Le conducteur saute sur la chaussée, du côté gauche de la voiture. Au même instant, la volée des traits le frappe sur les jambes et le fait tomber à genoux. A ce moment, la roue gauche de l'avant de la voiture l'atteignant, il tombe sur le ventre. Les deux roues, du côté gauche de la voiture, lui passent sur le dos, au niveau des épaules. Un autre journalier passant par là le relève, le met dans sa voiture et le conduit à l'hôpital de la Charité, où il arrive vers 11 heures du matin.

Le blessé est en état de choc. La résolution musculaire est complète, la peau est pâle. Le pouls est petit, fréquent, et la respiration est irrégulière et précipitée. Son état semble grave. Enfin, dans la journée, la réaction se produit, et ces symptômes se dissipent.

A l'examen, on constate alors une impotence presque complète des deux membres supérieurs. De très légers mouvements sont possibles, mais sont très douloureux.

On remarque aussi une déformation très nette des régions claviculaires. Les deux extrémités de chaque clavicule sont saillantes sous la peau. La saillie est très marquée de chaque côté, tant au niveau de l'acromion qu'u niveau du sternum. Il semble que les deux clavicules aient été comme chassées en avant, comme enucléées de leur position normale.

Les deux clavicules présentent une mobilité extrême dans tous les sens. On peut les porter facilement en avant, en arrière, en haut, en bas. Ces mouvements, communiqués aux clavicules, sont assez douloureux.

Les extrémités internes des deux clavicules sont luxées en avant.

Du côté de l'extrémité externe de chaque clavicule, on trouve une luxation sus-acromiale. L'intervalle acromio-claviculaire est très marquée du côté gauche.

A l'examen du blessé, on constate aussi qu'il présente une légère cyphose dorsale, cyphose déjà ancienne.

La sensibilité des membres inférieurs est intacte, mais

il n'en est pas de même de la motilité. Le blessé ne pouvait lever qu'avec difficulté le pied au-dessus du plan du lit, et en même temps, il éprouvait de la douleur dans les muscles de la région antérieure de la cuisse.

On ne découvre aucune lésion du squelette.

La réduction s'obtient assez facilement en pressant sur les os luxés, tandis qu'un aide attire fortement les épaules en arrière. La contention est très difficile. On applique le double croisé postérieur des épaules. Le blessé se tient dans une position demi-assise. La respiration est un peu rapide et un peu difficile. Le pouls est normal.

Dans la nuit du 29 au 30 mars, le malade a une épistaxis d'intensité médiocre qui dure jusqu'au matin.

Pendant son séjour à l'hôpital, le blessé a de courts accès de toux à la suite desquels il expectore quelques crachats spumeux ; il n'y a jamais eu de sang dans les crachats.

Le blessé quitte l'hôpital quarante jours après son admission, le 3 mai, présentant une déformation et une impotence fonctionnelle sur lesquelles nous allons revenir.

En effet, plusieurs mois après son départ, au mois de novembre, nous revoyons ce blessé, et à l'examen, voici ce que nous constatons.

Au point de vue fonctionnel, il présente une impotence très marquée du bras droit. Il ne peut rien soulever de lourd avec ce bras. Il éprouve même une réelle difficulté pour ôter ses vêtements.

Les mouvements du bras gauche se font normalement.

En examinant les diverses articulations claviculaires, nous constatons que, du côté des articulations acromio-claviculaires, les deux luxations sus-acromiales ne sont pas réduites.

Du côté de l'articulation sterno-claviculaire gauche, il reste une subluxation en avant. L'extrémité interne de la clavicule gauche est légèrement épaissie.

Enfin, du côté de l'articulation sterno-claviculaire droite, la luxation est réduite.

La radioscopie et la radiographie viennent confirmer ces différentes constatations.

Nous venons de voir suffisamment les réserves que comporte parfois, au point de vue fonctionnel, le pronostic des luxations simultanées des deux clavicules pour que nous n'y insistions pas davantage.

CHAPITRE VII

Diagnostic

Le diagnostic positif est facile généralement, dans les luxations simultanées des deux clavicules. Mais, il peut arriver que l'une des deux luxations passe inaperçue.

Ce diagnostic positif se basera sur les signes propres à chaque variété de luxation claviculaire.

Pour les luxations acromio-claviculaires, nous fonderons surtout notre diagnostic sur la saillie de l'extrémité externe de la clavicule, sur la déformation du moignon de l'épaule, sur l'intervalle acromio-claviculaire, sur la mobilité anormale de la clavicule.

Pour les luxations sterno-claviculaires, la déformation, la mobilité anormale seront surtout les signes qui nous aideront à porter notre diagnostic. Dans les deux cas, la radioscopie et la radiographie peuvent rendre de grands services.

Le diagnostic différentiel, dans les luxations simultanées des deux clavicules, sera évidemment à faire pour chaque espèce de luxation (soit acromio-claviculaire, soit sterno-claviculaire) en particulier.

Passons donc rapidement en revue les différents traumatismes qui, dans les deux cas, peuvent prêter à confusion.

Diagnostic différentiel de la luxation acromio-claviculaire : Contusion de la région : Dans ce cas, tous les symptômes de la luxation acromio-claviculaire indiqués plus haut peuvent contribuer, chacun pour sa part, à éviter l'erreur. Il suffit, le plus souvent, de saisir la clavicule par sa partie moyenne et de rechercher sa mobilité pour fixer le diagnostic.

Luxations de l'épaule : dans la luxation acromio-claviculaire, les mouvements du bras sont conservés, et la saillie constatée au niveau de l'épaule est formée par l'extrémité externe de la clavicule surplombant l'acromion.

Fracture de l'acromion : on reconnaîtra la fracture de l'acromion, soit à la saillie de l'apophyse acromiale, soit à une dépression siégeant au niveau du trait de fracture. N'oublions pas que la fracture de l'acromion peut se rencontrer en même temps qu'une luxation acromio-claviculaire, comme dans le cas de Corley (Obs. I).

Fracture de la clavicule : la luxation de l'extrémité externe de la clavicule peut être prise pour une fracture de cet os. Dans le cas de fracture, en explorant la clavicule, on constate que le siège de la douleur ne se trouve pas exactement au niveau de l'articulation acromio-claviculaire, mais en un point placé plus en dedans de l'articulation. De plus, dans le cas de luxation, la réduction est généralement facile, tandis que dans le cas de fracture, l'extrémité externe de la clavicule se réduit souvent mal.

Diagnostic différentiel de la luxation sterno-claviculaire :

Exostose : les antécédents du sujet, la marche de l'affection, l'irréductibilité dans le cas d'exostose trancheront le diagnostic.

Fracture de l'extrémité interne de la clavicule : dans le cas de fracture, la déformation siège à une distance notable de la ligne médiane du sternum. De plus, la crépitation est franche. Enfin, l'ecchymose, qui fait très souvent défaut dans la luxation, se rencontre presque toujours dans la fracture.

CHAPITRE VIII

TRAITEMENT

Réduction. — Dans la luxation simultanée des deux clavicules, comme dans la luxation de la clavicule, en général, la réduction est facile.

Elle suppose une double manœuvre. Nous avons vu, en effet, au chapitre de la symptomatologie, que les deux clavicules étant luxées à leurs deux extrémités, les deux épaules se rapprochent du tronc, en même temps qu'elles sont abaissées et projetées en avant. La première manœuvre de réduction aura donc pour but de produire une action inverse : ramener les épaules en arrière et en dehors.

Pour cela, le blessé étant assis, un aide, placé derrière lui, appuie le genou au niveau de l'espace inter-scapulaire, tandis que, saisissant les deux épaules avec les mains, il les attire en arrière et en dehors.

A ce moment, le chirurgien, placé devant le blessé, exécute la seconde manœuvre de la réduction : l'impulsion directe sur les extrémités luxées. Cette manœuvre est assez difficile, vu la pluralité des articulations luxées, et la facilité avec laquelle ces luxations se reproduisent. Dans le cas de quadruple luxation claviculaire (Obs. VIII), il semble préférable de tenter d'abord, pour chaque clavicule, la réduction de la luxation sterno-claviculaire ; puis, pendant qu'un aide maintient réduite cette luxation, on procède à la réduction de la luxation acromio-claviculaire. Mais, malgré le soin que l'on apporte à ces réductions, les luxations se reproduisent presque fatalement. D'ailleurs, la contention est toujours difficile et souvent impuissante.

Contention. — La contention est très difficile. Le bandage qui semble répondre le mieux aux indications de la contention dans la luxation simultanée des deux clavicules, c'est le double croisé postérieur des épaules.

Pour faire ce double croisé postérieur des épaules, on enveloppe d'ouate la partie supérieure de la poitrine et les épaules, en garnissant surtout, de chaque côté, les creux sus et sous-claviculaires et l'aisselle. Puis, prenant la bande, on en place le chef initial en arrière de la poitrine, on passe sur l'épaule droite, puis d'avant en arrière, dans l'aisselle du même côté ; on traverse la région dorsale pour atteindre l'épaule gauche au-dessus de laquelle on passe pour ramener ensuite la bande dans l'aisselle du même côté ; enfin on traverse de nouveau la région dorsale pour atteindre l'épaule droite et l'on continue ainsi jusqu'à l'épuisement de la bande.

En appliquant la bande, il faut avoir soin d'exercer une forte traction en arrière pour effacer les épaules et les immobiliser.

On peut aussi, comme le conseille Lejars (1), « sur

(1) Lejars. — Chirurgie d'urgence, cinquième édition p. 925.

cette première enveloppe, rouler une bande de tarlatane plâtrée — ou une bande de toile vieille silicatée — en suivant le même chemin, en décrivant le double croisé postérieur *rétracteur des épaules.* »

Rappelons que dans certains cas (iréductibilité ou saillie considérable de l'os), on pourrait pratiquer la suture ou arthrodèse.

Quelle sera la durée du traitement ?

Ii ne semble pas que l'on puisse attribuer une même durée à chaque cas, les formes de ces luxations étant si diverses et les variétés si dissemblables. D'ailleurs, cette durée doit varier nécessairement avec les difficultés de la contention.

Dans l'observation de CORLEY (Obs. I), le blessé quitta l'hôpital après 28 jours de traitement. Le résultat fonctionnel fut excellent.

Dans le cas d'HAMILTON (Obs. V), lorsque la malade se trouvait dans le décubitus dorsal, les os reprenaient à peu près leur place. Sur les conseils d'HAMILTON, la malade fut tenue six semaines dans cette position, sans résultats ; les os se déplaçaient dès qu'elle se levait.

Comme on le voit par ce dernier cas, il est inutile de prolonger le traitement. On laissera le bandage un mois tout au plus, on ne dépassera jamais six semaines.

Conclusions

I. — Les luxations simultanées des deux clavicules sont très rares. Elles sont plus fréquentes chez l'homme que chez la femme et se rencontrent surtout chez l'adolescent et chez l'adulte.

II. — Le mécanisme de leur production varie avec chaque variété de traumatisme.

III. — Les luxations simultanées sterno-claviculaires paraissent plus fréquentes que les autres luxations simultanées des deux clavicules.

IV. — La symptomatologie ne diffère guère de celle de la luxation simple de la clavicule. Les symptômes généraux, tels que le choc traumatique, sont cependant plus accusés.

V. — Ces luxations simultanées des deux clavicules guérissent en laissant, très souvent, des déformations. Le pronostic fonctionnel qu'on peut, en général, considérer comme bénin, comporte, parfois, certaines réserves.

VI. — La réduction, facile généralement, se fait en attirant fortement les épaules en arrière et en dehors, pendant que l'on presse sur les articulations luxées.

La contention est très difficile. Le bandage qui semble répondre le mieux aux indications de la contention dans la luxation simultanée des deux clavicules, c'est le double croisé postérieur des épaules.

BON A IMPRIMER :
Le Président de Thèse,
L. DUBAR.

VU :
Le Doyen de la Faculté,
F. COMBEMALE.

VU ET PERMIS D'IMPRIMER :
A Lille, le 10 avril 1908.
Le Recteur de l'Académie,
POUR LE RECTEUR :
L'Inspecteur d'Académie délégué,
P. DUBUC.

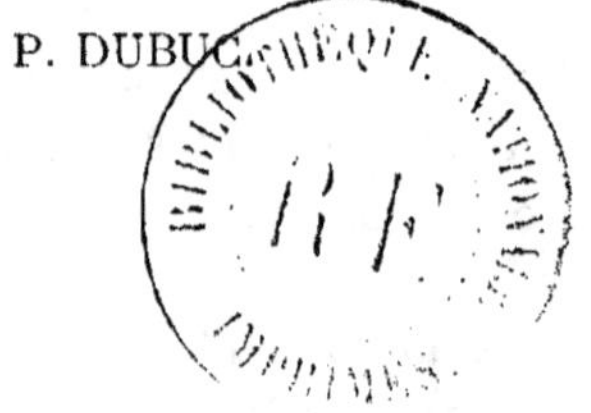

Index Bibliographique

Col. — Un cas de luxation double de la clavicule *Gaz. des Hôp.* 26 sept. 1872 p. 893.

Corley. — Dislocation of both clavicles. *Dublin Journal of Medical Science*, 1874, 307-309.

Courchet. — Des luxations sus-acromiales de la clavicule. Thèse, Paris, 1866.

Dechambre. — Dictionnaire encyclopédique des Sciences médicales, article « Luxations ».

Dechambre. — Dictionnaire encyclopédique des Sciences médicales, article « Clavicule ».

Florency. — Etude sur la luxation sus-acromiale de la clavicule. Thèse, Lille, 1885.

Hamilton. — Traité pratique des fractures et luxations, édition française par le Dr Poinsot, 1884.

Lejars. — Chirurgie d'urgence, 1906.

Malgaigne. — Traité des fractures et des luxations, 1855, T. II : Luxations.

Malgaigne — Des luxations de l'extrémité externe de la clavicule, nouveaux moyens pour les réduire et les maintenir réduites. *In Gazette Médicale de Paris*, 1836, 168.

Perrin. — Luxations spontanées volontaires des clavicules. *Revue médicale de l'Est.* Nancy. 1904, XXXVI, 448.

Remond. — Contribution à l'étude des luxations sterno-claviculaires. Thèse, Paris, 1897.

Stokes. — Partial displacement of the sternal end of each Clavicle. *Dublin Journal of Medical Science*, 1852. XIII, 459.

Thamin. — Contribution à l'étude des luxations de la clavicule. Thèse, Bordeaux, 1887.

Tillaux. — Traité d'anatomie topographique, 1903.

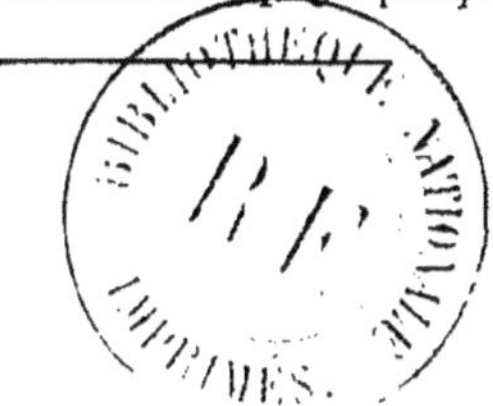

Table des Matières

Lille. — E. Dufrénoy, éditeur, 8, rue Jean-Bart.

www.ingramcontent.com/pod-product-compliance
Lightning Source LLC
LaVergne TN
LVHW020036170826
845678LV00001B/284

* 9 7 8 2 3 2 9 6 9 6 5 2 2 *